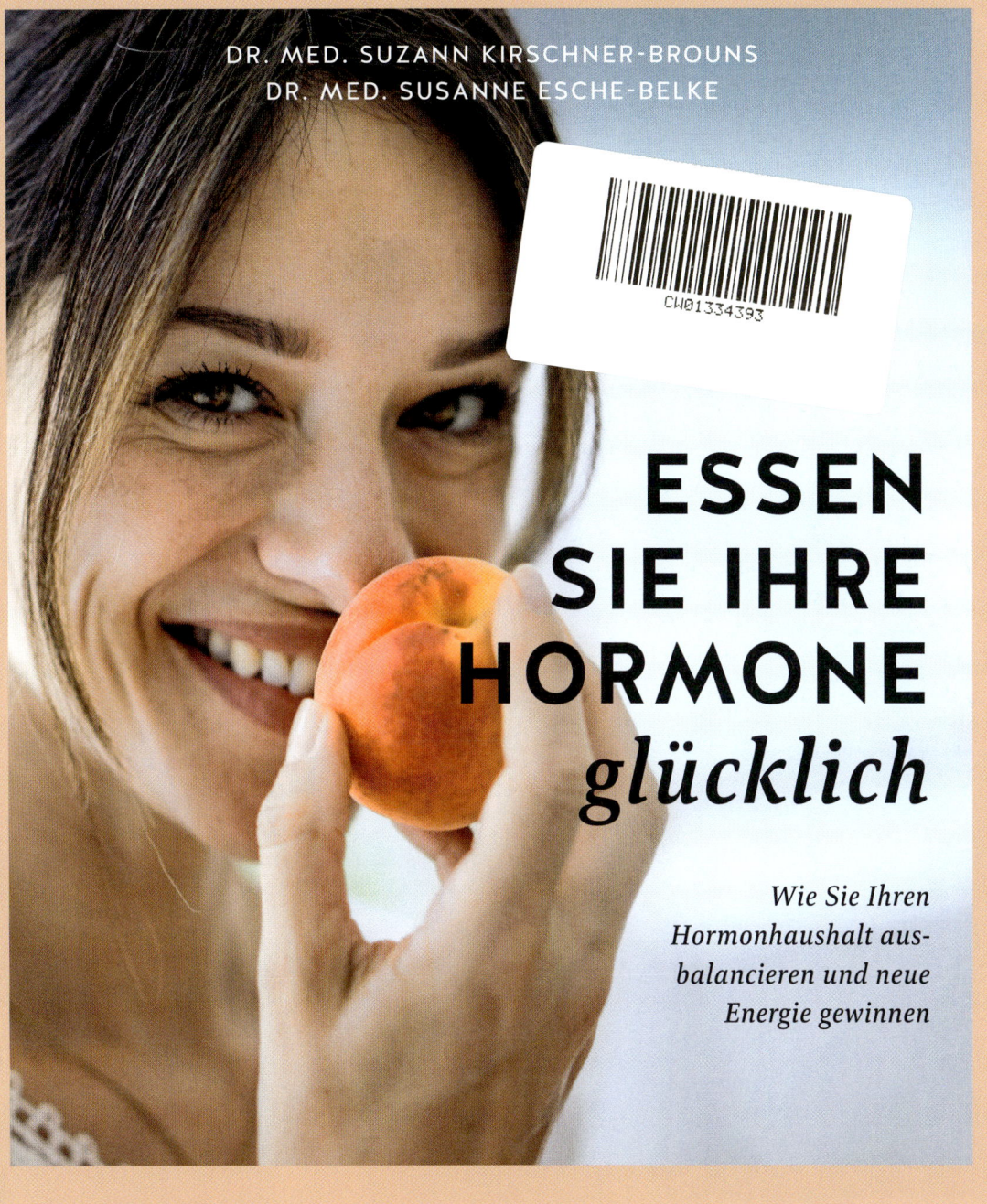

DR. MED. SUZANN KIRSCHNER-BROUNS
DR. MED. SUSANNE ESCHE-BELKE

ESSEN SIE IHRE HORMONE *glücklich*

Wie Sie Ihren Hormonhaushalt ausbalancieren und neue Energie gewinnen

THEORIE

Rundum in Balance – Sie schaffen das!	5

ACHTERBAHN DES LEBENS 7

Frau ist, was sie isst	8
Spielball der Gefühle?	
Das muss nicht sein!	9
Nahrung ist Medizin	12
Mehr als nur Low Carb	14
Hormonfreundlich genießen	15
Essen ist Energie	17
Die Big Player der Hormonküche	20
Extra: Tierisches Protein – pflanzliches Protein	32

WAS PASSIERT DA IN UNS? 35

Hormone bestimmen unser Leben	36
Östrogene	37
Extra: Symptome eines Östrogenmangels	39
Progesteron	40
Weitere wichtige Hormone	41
Die Phasen der Hormonumstellung	42
Extra: Das endokrine System	45
Beschwerden effektiv bekämpfen	46
Hitzewallungen	47
Faltige Haut und dünne Haare	48
Extra: Natürliche Inhaltsstoffe für die Schönheit	50
Hüftgold	54
Immunschwäche	56
Ebbe im Bett	57
Stimmungsschwankungen	58
Osteoporose	59
Träger Darm und Blähungen	60
Stress	61
Schlechter Schlaf	62

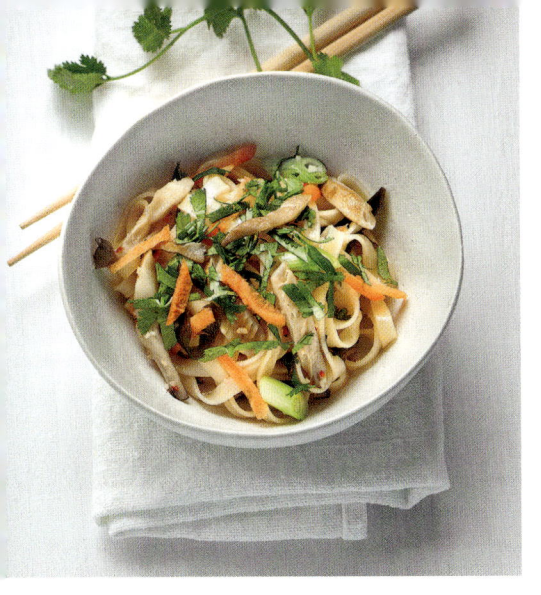
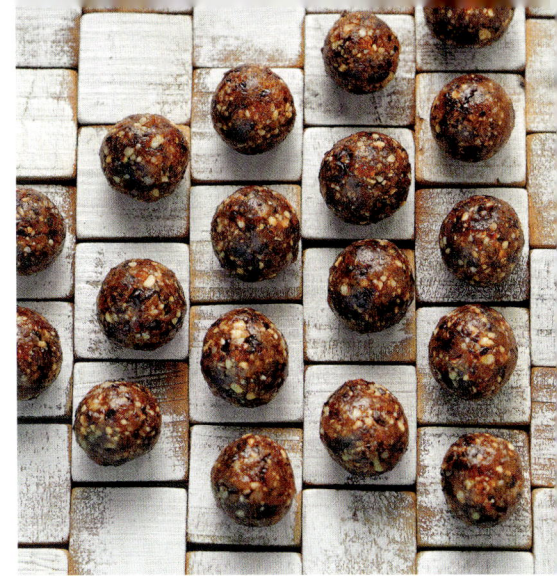

PRAXIS

HORMONKÜCHE 65

Kraft gewinnen 66
Rezepte für mehr Energie 67

Schön altern 76
Mediterrane Ernährung 77

Besser schlafen 86
Progesteronmangel
ausgleichen 87

Der Lust zuliebe 96
Liebe geht durch den Magen 97

Weniger Pfunde 106
Dem Blutzucker Zeit geben 107

Klar denken 116
Stress vermeiden 117

Gute Laune 126
Food for good mood 127

SERVICE

Bücher und Adressen,
die weiterhelfen 138
Sachregister 140
Rezeptregister 141
Impressum 143

Ausnahmezustand im Hormonhaushalt? Das ist kein unabwendbares Schicksal! Machen Sie sich auf Ihren eigenen selbstbestimmten Ernährungsweg, um die Zeit der Wechseljahre gesund und ausgeglichen erleben zu können.

Dr. med. Suzann Kirschner-Brouns
ist Ärztin, Autorin und Wissenschaftsjournalistin. Unter anderem war sie als Chefredakteurin der »SPIEGEL«-Gesundheitsbeilage tätig.
Im GRÄFE UND UNZER VERLAG sind auch ihre Bücher »Mein hochsensibles Kind«, »Hochsensibel – leichter durch den Alltag ohne Reizüberflutung« und »Abnehmen mit dem Darm« erschienen.

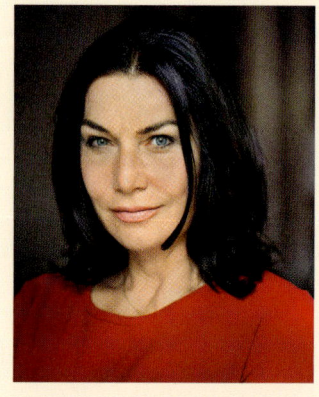

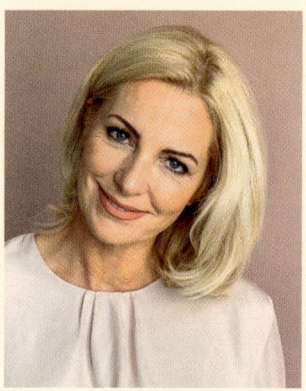

Dr. med. Susanne Esche-Belke
ist Fachärztin für Allgemeinmedizin mit den Schwerpunkten Hormon- und Autoimmunstörungen sowie Stressmedizin. Auf ihrer Homepage https://dr.esche-belke.de bietet sie unter anderem eine Online-Sprechstunde an.
Zusammen mit Suzann Kirschner-Brouns hat Susanne Esche-Belke bereits mehrere Bücher geschrieben.

RUNDUM IN BALANCE – SIE SCHAFFEN DAS!

Was haben Hormone mit uns und unserem Wohlbefinden zu tun? Eine ganze Menge! Schätzungsweise 1000 Hormone tanzen permanent durch unseren Organismus. Als heimliche Regisseure vieler Körpervorgänge sorgen sie dafür, dass wichtige Informationen und Impulse die Organe erreichen und Körper und Geist auf Trab halten.

Hormone, vor allem auch die weiblichen Geschlechtshormone Östrogen und Progesteron, entscheiden maßgeblich darüber, wie es uns geht, ob wir fröhlich oder schlecht gelaunt, energiegeladen oder eher schlapp durch den Tag kommen.

Die Folgen hormoneller Schwankungen, wie sie jede Frau im Lauf ihres Lebens erfährt, können mit einer gezielten Unterstützung abgemildert oder sogar vermieden werden. Diese Unterstützung geben Sie Ihrem Körper unter anderem durch die richtige Ernährung.

Für jedes individuelle Bedürfnis werden in diesem Buch deshalb die passenden Rezepte vorgestellt: So bekommen Sie mehr Energie, erleben wunderbaren Sex, halten Ihr Gewicht oder nehmen leichter ab. Sie schlafen besser, verjüngen Ihre Haut und sind guter Stimmung! Wir möchten Sie auch dazu anregen, die Zeit der Hormonumstellung mit großer Neugierde und als Chance für Ihre persönliche Entwicklung zu betrachten. Viele Themen stehen plötzlich im Raum und möchten anders gelöst werden als früher. Das ist spannend und kann erfüllend sein.

Machen Sie mit und gewinnen Sie Lebensfreude und Wohlbefinden – dank Ihrer glücklichen Hormone!

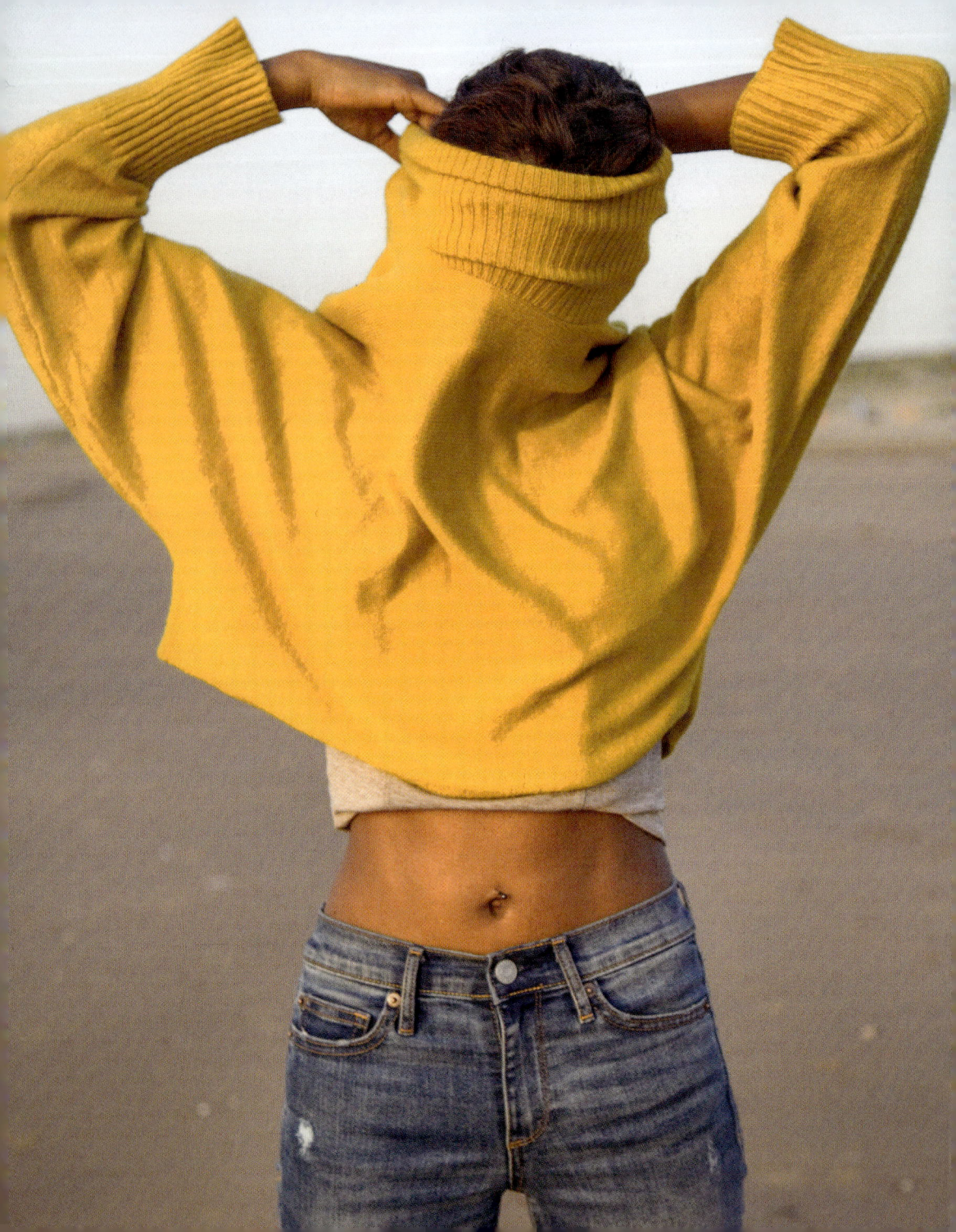

ACHTERBAHN DES LEBENS

Wenn die Hormone verrücktspielen, kann die richtige Ernährung helfen.
Mit den passenden Nährstoffen können Sie Ihren Hormonhaushalt
ins Gleichgewicht bringen und neuen Schwung gewinnen.

FRAU IST, WAS SIE ISST
8

MEHR ALS NUR LOW CARB
14

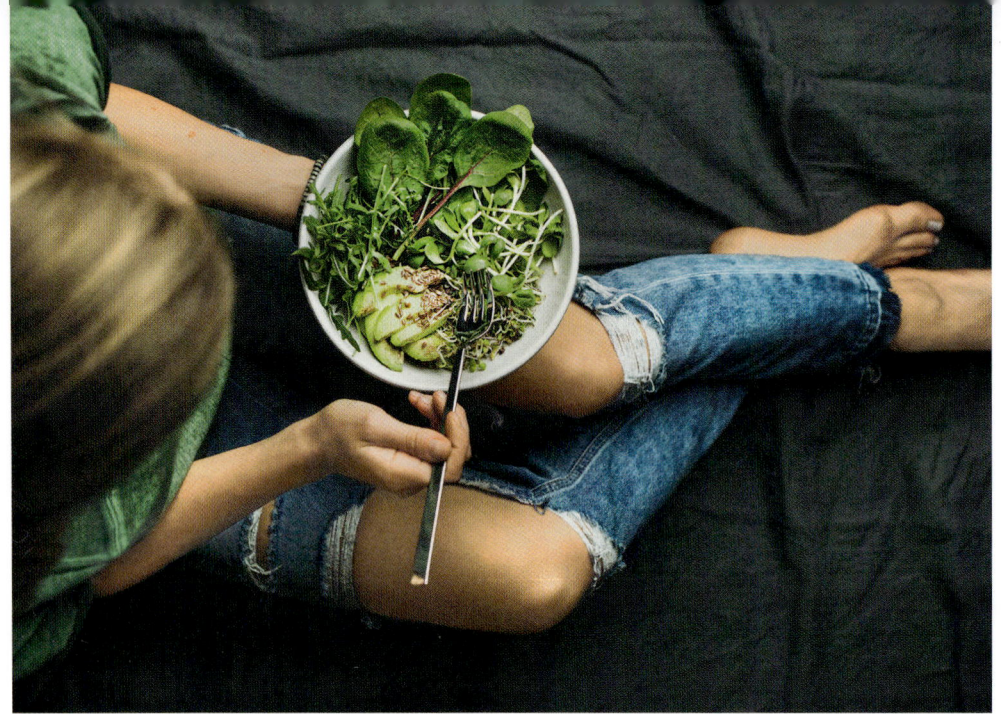

FRAU IST, WAS SIE ISST

Machen wir uns doch nichts vor: Die Zeit der Wechseljahre ist lang und meist äußerst kompliziert. Wenn die ersten Symptome auftreten, gilt es erst einmal zu begreifen, dass die Beschwerden den verrücktspielenden Hormonen geschuldet sind. Wer denkt schon daran, dass die Migräne oder die plötzliche Erschöpfung mit dem abfallenden Östrogenspiegel in Zusammenhang stehen könnten oder dass die depressive Verstimmung sowie die schlaflosen Nächte möglicherweise durch einen Progesteronmangel ausgelöst wurden? Wenn Frauen dann langsam eine Ahnung davon bekommen, dass sich der eigene Körper wieder einmal, wie schon durch den Hormonschub in der Pubertät oder in der Schwangerschaft, verändert, dann sind sie meist schon mittendrin im Geschehen.

SPIELBALL DER GEFÜHLE? DAS MUSS NICHT SEIN!

Nun hilft es zu wissen, was genau im Körper passiert, warum man sich an einem Tag stark und ausgeglichen fühlt, am nächsten aber weinerlich und elend. Warum schmerzen die Muskeln, wieso sinkt die Stimmung, warum brüllt man die Kinder an oder den eigenen Mann? Aber vor allem: Was kann uns darin unterstützen, das Leben wieder zurückzubekommen oder zumindest Körper, Geist und Seele wieder in den Griff?

Wir meinen mit »in den Griff bekommen« nicht das Funktionierenmüssen für die anderen, sondern das Gefühl, sich mit dem eigenen Körper wieder stimmiger zu fühlen, auch wenn dieser sich verändert. Wir meinen damit, eine gute Balance zu erreichen und sich zu spüren, glücklich zu sein und nicht den Beschwerden durch die Hormonschwankungen hilflos ausgeliefert.

Hormonschwankungen sind normal

Vielleicht fragen Sie sich manchmal, »wo ist mein Leben hin, das vor den Hormonschwankungen, in dem ich ganz locker den Alltag mit Job, Kindern, Eltern, Freunden und den entsprechenden Herausforderungen nicht nur irgendwie gewuppt habe, sondern dabei noch klasse aussah und mich in meiner Haut wohlgefühlt habe?«. Das ist eine berechtigte Frage. Der Unterschied liegt unter anderem darin, dass die weiblichen Geschlechtshormone Östrogen und Progesteron, das DHEA (Dehydroepiandrosteron, eine Vorstufe der Geschlechtshormone) und darüber hinaus auch andere Hormone wie die Schilddrüsenhormone viele Jahre klaglos mitgespielt haben. Wenn die Hormone dann aber in der Lebensmitte zu schwanken beginnen und später der natürliche Rückgang des Östrogens nicht mehr aufzuhalten ist, ist Frau ganz schön gefordert. Schon mit Ende 30 können diese Hormonschwankungen beginnen. In diesem Fall spricht man von Perimenopause (siehe Seite 42). Bei den meisten Frauen beginnen die Wechseljahre aber erst mit Mitte 40. In jedem Fall stellen die hormonellen Schwankungen in der Lebensmitte und der natürliche Rückgang des Östrogens besondere Anforderungen an den weiblichen Körper.

Natürlich älter werden

Wann auch immer die Hormone zu schwanken beginnen, ihr Leben möchten viele Frauen trotzdem selbstbestimmt in der Hand behalten. Wir hören sehr oft den Wunsch, auf natürlichem Weg und vor allem über die Ernährung Body und Mind in jeder Lebensphase gezielt unterstützen und Beschwerden vorbeugen zu können. Frauen möchte energiegeladen, fit, schön, schlank und selbstbestimmt älter werden. Glücklicherweise ist dies kein unerfüllbarer Wunsch. Denn viele bahnbrechende Studien der letzten Jahre zu den Themen »Ernährung und Krankheitsprävention«, »Ernährung und *well-aging* (gutes Älterwerden)« sowie »Ernährung und *well-being*

(Wohlfühlen)« zeigen Wege auf, wie dies auf natürlichem Weg gelingen kann. Dabei ist es uns wichtig zu betonen, dass es nicht darum geht, dem perfekten Supermodelkörper hinterherrennen zu müssen. Stattdessen soll es für jede von uns Frauen der richtige Körper sein, das heißt, der Körper, in dem wir uns stimmig und wohlfühlen, egal, ob dabei ein paar Pfunde mehr oder weniger rund um die Hüften sitzen.

Sich selbst annehmen

Sich selbst annehmen, Schönheit für sich selbst definieren, liebenswert und stimmig durch sein Leben gehen, das ist der Schlüssel für Attraktivität und Gesundheit!
Dem Leben mehr Jahre geben, das gelingt durch Aktivität und neue Erfahrungen. Müdigkeit, Abgeschlagenheit, Hitzewallungen und viele andere durch Hormonschwankungen ausgelöste Symptome verbessern oder loswerden, das kann funktionieren.
Dabei spielt die Ernährung eine große Rolle, denn sie beeinflusst das Wohlbefinden maßgeblich. Die Auswahl der passenden Nahrungsmittel …
… fördert die hormonelle Balance.
… schenkt mehr Leistungsfähigkeit und klareres Denken.
… hilft Gewicht zu reduzieren.
… stärkt das Immunsystem.
… sorgt für gesunde Gefäße und Organe.
… verhindert Krankheiten, die durch einen Hormonmangel leichter entstehen können.

Gesundheit liegt in unserer Hand

Bekannt ist schon lange, dass Erkrankungen wie Krebs, Diabetes oder Alzheimer durch eine ungesunde Ernährung gefördert werden können. Zwar spielen auch familiäre Veranlagungen eine Rolle, doch selbst bei bestehender familiärer Disposition kann über Ernährung und einen gesunden Lebensstil zum Beispiel auf die Krebsentstehung großer Einfluss genommen werden. Es sind eben nicht – wie jahrzehntelang angenommen – vorrangig die Gene, die bestimmen, ob wir dick oder dünn werden, eine chronische Darmerkrankung bekommen oder nicht.

ÜBERSCHÄTZTE GENE

Die Gene beeinflussen das Entstehen von vielen Krankheiten im Laufe unseres Lebens nur zu 10 bis 20 Prozent. Das zeigte sich in den vergangenen Jahren, in denen es zahlreiche Studien im Bereich der Epigenetik gab, also in der Wissenschaft, die sich mit dem Einfluss der Umwelt auf die Gene beschäftigt. So konnte etwa eine Studie der Technischen Universität München 2021 nachweisen, wie epigenetische Mechanismen die Prägungen durch die Eltern innerhalb der embryonalen Zelllinien aufrechterhalten. Das heißt, wie sich Erfahrungen, die die Eltern machen, im Erbgut des Nachwuchses manifestieren. All diesen Studien gemeinsam ist die Message, dass wir selbst unsere Gesundheit zu einem großen Teil in der Hand haben. Welche Chance!

SCHÄDLICHE UMWELTEINFLÜSSE

Passend dazu kennt man heute auch Stoffe aus der Umwelt, die unserem Körper schaden und die Hormone außer Balance bringen. Dazu gehören Quecksilber und Mikroplastik in Meeresfischen, Pestizide in Gemüse und Obst, Antibiotika und Hormone im Fleisch aus Massentierhaltung sowie die vielen künstlichen Weichmacher und Zusatzstoffe in Fertiggerichten. Es wird vermutet, dass die Zunahme von Autoimmunerkrankungen wie Neurodermitis, Asthma oder der Hashimoto-Schilddrüsenerkrankung mit der Aufnahme dieser ungesunden Stoffe in Verbindung steht. Unter anderen konnte das Department of Endocrinology der Universität Belgrad in einer 2017 veröffentlichten Studie nachweisen, dass Kadmium potenziell schädlich bei Hashimoto wirkt. Kadmium wird häufig in Algen, Meeresfrüchten und Innereien nachgewiesen. Weil das Immunsystem so viele ungesunde Stoffe abwehren muss, kommt es zur Verwirrung. Statt nur die Eindringlinge von außen zu bekämpfen, reagiert das System falsch und schießt gegen körpereigenes Gewebe. Hormonproduzierende Drüsen wie die Geschlechtsorgane oder die Schilddrüse reagieren besonders empfindlich auf toxische Umweltstoffe. Auch das Körpergewicht leidet. So greifen Obesogene, chemische Verbindungen und körperfremde Hormone, negativ in den Fettstoffwechsel und Hormonkreislauf ein. Sie schädigen Organe und verursachen Übergewicht und sogar Fettleibigkeit. Zu finden sind sie zum Beispiel als Weichmacher in Eiscreme und Margarine.

ASIATISCHE KÜCHE – PFLANZENBASIERT UND HORMONFREUNDLICH

Studien konnten zeigen, dass bei Frauen, die sich »westlich« ernähren, die Wechseljahressymptome stärker ausgeprägt sind als bei Frauen, die eine asiatische Küche bevorzugen. So veröffentlichte das Center for the Advancement of Health schon 1998 eine Untersuchung der McGill University in Montreal, Kanada, in der Fragebogendaten von 1200 japanischen Frauen mit Daten von 8000 Frauen aus Massachusetts sowie 1300 Frauen aus Montreal verglichen wurden. Die japanischen Frauen litten viel seltener unter Wechseljahresbeschwerden als die nordamerikanischen Frauen. Andere Studien zeigen, dass in China nur 10 Prozent der Frauen in den Wechseljahren unter Hitzewallungen leiden, in Singapur sind es 18 Prozent, in Japan 22 Prozent. Zum Vergleich: Bei den Amerikanerinnen sind es 75 Prozent.
Die asiatische Küche ist traditionell pflanzenbasiert und reich an gesunden pflanzlichen Fetten und Ballaststoffen. Es gibt viel Gemüse, Soja und Reis. Tierisches Protein stammt häufig von Fisch. Fleisch und Milchprodukte werden nur in geringen Mengen gegessen. Im Gegensatz dazu ist die westliche Ernährung eher fett- und zuckerreich sowie ballaststoffarm.

NAHRUNG IST MEDIZIN

Manche Dinge sind so selbstverständlich, dass man sie fast übersieht. Doch was liegt näher, als etwas für unser Wohlgefühl einzusetzen, mit dem wir uns sowieso täglich beschäftigen: dem Essen! Wir sprechen in diesem Buch also über »Essen auf Rezept« mit den passenden natürlichen Zusätzen aus der Ernährungsapotheke speziell für Frauen. Probieren Sie es aus! Denn zahlreiche Studien belegen, dass eine pflanzenbasierte, proteinreiche, nachhaltige Kost in den Wechseljahren Wohlbefinden, Energielevel und Gesundheit immens steigern kann.

Einfluss der Ernährung auf die Gene

Wir möchten, bevor wir speziell eine Ernährung für die Wechseljahre vorstellen, aber auch noch eine weitere neue Wissenschaft ansprechen, weil sie zeigt, welch weitreichende Auswirkungen eine gesunde Ernährung haben kann: die Nutrigenomik. Sie erforscht, inwieweit die Ernährung unsere Gene prägt. Wissenschaftler haben herausgefunden, dass eine nährstoff- und vitaminreiche Ernährungsform Zellvorgänge günstig beeinflusst. Von der kleinen Einheit Zelle breitet sich dieser positive Effekt dann auf Organe und körpereigene Strukturen aus. Auch das Denken, die Konzentration und die Stimmung werden von dem, was wir täglich zu uns nehmen, gesteuert. Bestimmte Nahrungsmittel in der richtigen Menge und Zusammensetzung wirken demnach präventiv und kurativ, also vorbeugend und heilend. Sie werden auch als Functional Food bezeichnet, ein Beispiel dafür ist grüner Tee.

»Nutrazeutisch« heißt so viel wie »von gesundheitlichem Nutzen«. Das machen sich viele Lebensmittelhersteller mittlerweile für die Werbung zunutze und werben mit einem sogenannten »Health Claim« auf den Verpackungen. Schokolade, vor allem dunkle, ist ein beliebtes »Health Claim«-Produkt. Schokolade besitzt erwiesenermaßen eine gefäßerweiternde Wirkung aufgrund der Kakao-Bitterstoffe, den Flavanolen. Sie unterstützen die Produktion von Stickstoffmonoxid in den Gefäßwänden. Dadurch bleiben diese elastisch. Das Risiko für Arteriosklerose und eine Anlagerung der Thrombozyten, der Gefäßplättchen, an der Gefäßwand wird gesenkt. Das Blut fließt optimal und transportiert ungehindert Nährstoffe und Sauerstoff zu den Zellen von Muskeln, Organen und Gehirn.

DIE MATRIX MACHT DEN UNTERSCHIED

Um im medizinischen Sinne von Nutzen zu sein, sollten Nährstoffe wie Vitamine, Mineralstoffe, Spurenelemente, Fettsäuren oder sekundäre Pflanzenstoffe nicht einzeln aufgenommen werden. Ihre volle Wirkung können sie dann nur selten entfalten. Es kommt vielmehr darauf an, dass die sogenannte Matrix stimmt. Das heißt, dass die Stoffe in der richtigen Kombination in den Körper gelangen. Die Matrix bestimmt, wie schnell und wie ausgeprägt der Effekt unserer Nahrung ist. Oder anders ausgedrückt: wie effektiv die Aufnahme, Verdauung und die Wirkung an der Zelle erfolgt. Dieser Prozess wird auch als Bioverfügbarkeit bezeichnet.

GESUND KOMBINIERT

Die Matrix ist bei vielen Stoffen wichtig. So sollte zum Beispiel Vitamin A immer mit ein bisschen Fett aufgenommen werden, also die Möhren mit gesundem Öl oder Butter essen. Sekundäre Pflanzenstoffe sollten aus ballaststoffreichem grünem Gemüse stammen, dann gelangen sie bis in den Enddarm und können von den Dickdarmbakterien resorbiert, also aufgenommen, werden. So unterstützen sie hervorragend die Balance der Darmflora, die auch den Östrogenspiegel steuert (**siehe Seite 18**). Als isoliertes Nahrungsergänzungsmittel werden sekundäre Pflanzenstoffe hingegen schon im Dünndarm verdaut und stehen den Darmbakterien als Futter nicht mehr zur Verfügung. Auch Beta-Carotin, die Vorstufe von Vitamin A, wirkt gesünder, wenn es in eine Obst- oder Gemüsematrix eingebunden ist und nicht isoliert eingenommen wird. Hier ist der Unterschied wirklich dramatisch: Studien haben gezeigt, dass Beta-Carotin in Obst und Gemüse vor Krebs schützen kann. Als Tablette eingenommen erhöht es jedoch, zumindest bei starken Rauchern, die Lungenkrebsrate sogar im Vergleich zu Rauchern, die keine Beta-Carotin-Tabletten und nicht zu viel Vitamin E einnehmen.

FAZIT – DER EINFLUSS GESUNDER KOST

Fassen wir die Erkenntnisse zum Einfluss der Ernährung auf unser Wohlbefinden – speziell in den Wechseljahren – also noch einmal zusammen:

- Die neue Wissenschaft Nutrigenomik zeigt, dass unsere Gene mitbestimmen, welche Nahrungsmittel wir gut vertragen und welche für unsere individuelle Gesundheit von Vorteil sind.
- Wir wissen heute, dass Nährstoffe in eine Matrix eingebettet sein müssen, damit sie ihre optimale Wirkung entfalten.
- Symptome, die im Zusammenhang mit einer Hormondysbalance beziehungsweise einem Hormonabfall stehen, können über den Verzehr bestimmter Nahrungsmittel gut abgemildert werden.
- Ein gesunder Darm und ein dank der richtigen Ernährung intaktes Mikrobiom tragen zu einem ausbalancierten (weiblichen) Hormonhaushalt bei.
- Lebensmittel, die Obesogene (**siehe Seite 11**), also dick machende chemische Verbindungen enthalten, können gezielt aussortiert werden. Dadurch wird Übergewicht nachhaltig vermieden.

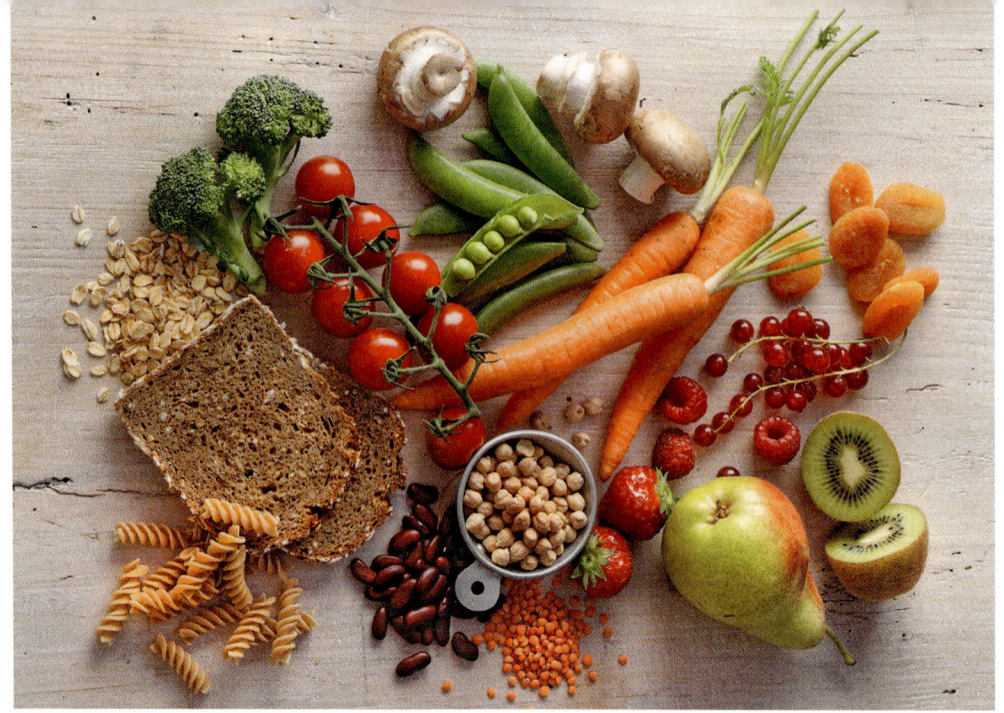

MEHR ALS NUR LOW CARB

Die Ernährung, die wir Ihnen in diesem Buch empfehlen, ist eine Weiterentwicklung des Low-Carb-Prinzips, das wir an die hormonellen Bedürfnisse von Frauen in den Wechseljahren angepasst haben. Eine strenge Low-Carb-Ernährung enthält pro Tag weniger als 50 Gramm Kohlenhydrate. Problematisch bei dieser Ernährungsform, die unter anderem zu einer schnellen Gewichtsabnahme führt, ist die Tatsache, dass Low Carb auf Dauer nicht zum Stoffwechsel von Frauen mit Hormonveränderungen passt. Bei Low Carb werden nämlich oft wertvolle Ballaststoffe eingespart. Die Versorgung mit Ballaststoffen ist aber bei mehr als zwei Dritteln aller Frauen sowieso schon unzureichend. Sie nehmen nicht die empfohlene Menge von mindestens 30 Gramm Ballaststoffen am Tag zu sich.

HORMONFREUNDLICH GENIESSEN

Kohlenhydrate in Form von Ballaststoffen (**siehe Seite 20**) sind Bakterienfutter für eine ausgeglichene und gesunde Darmflora. Fehlen sie, hat das Konsequenzen für den Hormonhaushalt, das Gewicht, die Gehirnfitness und das Immunsystem. Eine klassische Keto-Diät, die zwar gute Fette und Proteine, aber nur wenig bis keine Kohlenhydrate enthält, ist für die meisten Frauen deshalb nicht geeignet, wie eine Studie der Ernährungswissenschaftlerin Lucia Aronica vom Stanford Prevention and Research Center, Kalifornien, 2021 zeigen konnte. Die Gründe sind:

- Frauen nehmen damit nicht die Menge an Kohlenhydraten zu sich, die für eine normale Hormonregulation notwendig ist.
- Es treten vermehrt Entzündungsreaktionen, sogenannte *silent inflammations*, auf. Diese machen nicht nur krank, sondern auch dick (**siehe Seite 26**).
- Die Stimmung bricht zusammen, denn als Folge einer Cortisolausschüttung steigt der Stresspegel.

Wir plädieren deshalb für angepasstes Low Carb mit großen Mengen an pflanzenbasierten Ballaststoffen sowie hauptsächlich pflanzlichen Proteinen, guten Fetten, Kräutern, Gewürzen und Samen. Eine wichtige Bedeutung in der Hormonküche hat auch die Verwendung von Phytoöstrogenen (**siehe Seite 29**). Dabei handelt es sich um sekundäre Pflanzenstoffe in Nahrungsmitteln, die eine natürliche östrogenähnliche Wirkung besitzen. Diese Wirkung ist unter anderem durch die Women's Study for the Alleviation of Vasomotor Symptoms aus dem Jahr 2021 für Inhaltsstoffe von Soja, Hefe, Hopfen und Sesam belegt. Eine günstige Verschiebung der Hormonspiegel können pflanzliche Inhaltsstoffe, die unter anderem in Kreuzblütlern enthalten sind, bewirken. Sie gleichen eine Östrogendominanz (**siehe Seite 42**) aus, indem sie eine ungünstige Östrogenvariante (das 16-alpha-Hydroxy-Estron) senken.

Lebensmittel für gute Laune und Gesundheit

Neben Nahrungsmitteln mit einem hohen Gehalt an Phytoöstrogenen sowie Stoffen, die den Östrogenhaushalt positiv beeinflussen, stellen wir im Folgenden auch alle für den Hormonhaushalt wichtigen Vitamine und Mineralstoffe vor. Außerdem zeigen wir Ihnen tryptophanhaltige Lebensmittel (**siehe Seite 19**), die gute Laune machen. Mit ihnen lassen sich in der Perimenopause (**siehe Seite 42**) und in den Wechseljahren vielerlei Beschwerden bessern. So kommen Sie körperlich und psychisch wieder in Balance. Wir möchten Ihnen die Ernährung für glückliche Hormone aber auch ans Herz legen, weil Sie damit Erkrankungen vorbeugen, die durch den Hormonmangel entstehen können:

- So stärken etwa Vitamin D und kalziumreiche Nahrungsmittel die Knochen und beugen einer Osteoporose vor.

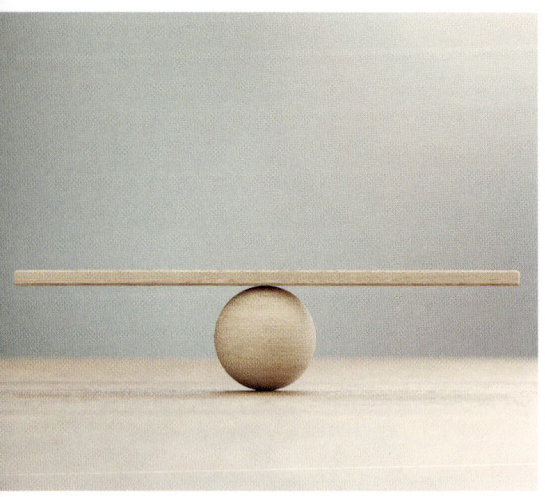

Äußeres und inneres Gleichgewicht: Wenn die Balance stimmt, sind kleine Sünden mal erlaubt.

- Ballaststoffe helfen gegen Verstopfung, die durch Östrogenmangel ausgelöst wird oder sich dadurch verstärken kann.
- Magnesiumreiche Nahrungsmittel beruhigen die Nerven und fördern den Schlaf.
- Lebensmittel mit antioxidativen Eigenschaften schützen die Zellen vor Krebs.

NATÜRLICHE GEMÜSEKÜCHE

Darüber hinaus möchten wir Ihnen zeigen, wie abwechslungsreich Gemüse in den täglichen Essensplan eingebaut werden kann – weg von der Beilage hin zum Hauptdarsteller. Es geht uns dabei darum, ins Bewusstsein zu rufen, dass die Bausteine, aus denen sich die Zellen unseres Körpers zusammensetzen und durch die sie tagtäglich funktionsfähig bleiben, durch unsere Nahrung gespeist werden. Ein Brokkoliröschen ist in diesem Sinne, wie Sie später sehen werden, also viel mehr als nur eine Portion leckeres Gemüse. Das vergessen wir leicht, wenn in der Werbung und im Supermarkt Nahrungsmittel kaum noch als solche zu erkennen sind. Es gibt Fleisch in Bärchenform, blaue Limonade, Orangensaft ohne eine einzige Orange sowie Unmengen von Fertigprodukten, deren Inhalt keinen Bezug mehr zur Herkunft hat.

DAS RICHTIGE GLEICHGEWICHT

Wie immer, ist auch beim Essen die Balance entscheidend. Betrachten Sie einmal kritisch Ihr Ernährungsmuster. Beruhigen Sie Ihr Gewissen mit einem Smoothie am Morgen und ansonsten heißt das Tagesmotto »*let it be – ach, was soll's …*«? Dann sollten Sie mit Augenmaß etwas ändern. Essen Sie zwar gerne Fleisch, dafür aber auch viel Gemüse und wenig reinen Zucker, dann sind Sie schon ganz gut dabei. Das ist auch der Fall, wenn Sie zwar hin und wieder ein Zuckerjunkie sind, dafür aber an den meisten Tagen im Intervall fasten und sich vegan oder vegetarisch ernähren. Unser Mantra heißt deshalb: Ausgewogen genießen, saisonale und regionale Bioprodukte kaufen, frisch kochen, wenig Fleisch essen und eine an die individuellen Bedürfnisse angepasste Low-Carb-Ernährung etablieren. Sie werden diesen Grundsätzen in diesem Buch immer wieder beggenen – denn von ihrem Erfolg sind wir absolut überzeugt!

ESSEN IST ENERGIE

Essen ist Energie und damit überlebensnotwendig. Denn Energie brauchen wir für alle lebenswichtigen Körperprozesse: Unsere Muskeln brauchen Energie, um Bewegungsabläufe zu ermöglichen. Die Lungen brauchen sie für den Sauerstoffaustausch, und die Zellen am Herzen benötigen sie, um das sauerstoffreiche Blut im ganzen Körper zu verteilen. Leber und Nieren brauchen Energie, um den Körper zu entgiften. Und nicht zuletzt ist das Gehirn der größte Energiefresser überhaupt. Ohne den richtigen Treibstoff möchten unsere grauen Zellen über gar nichts nachdenken.

Energie- und Nährstoffbedarf in den Wechseljahren

Zucker sind als Kohlenhydrate neben Fetten und Eiweißen die Hauptenergielieferanten bei der täglichen Nahrungsaufnahme. Kurzfristige Energie erhalten die Organe und Zellen aus der Leber, die den Speicherzucker (Glykogen) bereitstellt. Ungenutzte Energie wird in den Fettzellen gespeichert. Bei manchen Menschen kann Energie aus diesem Speicher wieder reaktiviert werden und die Fettzellen schmelzen, bei anderen ist das kaum der Fall und die Fettpölsterchen halten sich hartnäckig. Oft sind davon Frauen ab dem 50. Lebensjahr betroffen. Studien vor allem auch aus der Adipositasforschung zeigen, dass die Hormone dabei eine sehr große Rolle spielen. Aufgrund der veränderten Hormonsituation nehmen viele Frauen nicht mehr ab und der Frust, wenn der Arzt sagt, »dann essen Sie halt weniger und machen mehr Sport«, ist groß. Nimmt man mehr Kalorien auf, als verbraucht werden, und gesellen sich dazu hormonelle Veränderungen, die den Stoffwechsel zerhacken, zeigt die Waage mehr Gewicht an. Auch benötigt der Körper mit den Wechseljahren eine andere Nährstoffzusammensetzung. Eiweiße, also Proteine, sind in Zellmembranen und Enzymen enthalten und fördern – insbesondere als tierisches Protein in Milchprodukten und Fleisch – das Zellwachstum.

DER STOFFWECHSEL

Die Umwandlung der über die Nahrung aufgenommenen Kalorien in Energie nennt man Stoffwechsel. In jungen Jahren ist der Stoffwechsel voll auf Zack. Das liegt vor allem an dem hohen Anteil an Muskelmasse, die ein Zwanzigjähriger oder eine Zwanzigjährige noch besitzen. Muskeln sind nämlich der effektivste Fettburner überhaupt. Ab etwa dem 40. Lebensjahr verringert sich dann die Muskelmasse im Gesamtkörper. Das ist zum Teil der mangelnden Bewegung geschuldet, aber auch dem Umstand, dass die Hormonspiegel absinken und dies den Stoffwechsel verlangsamt.

Wächst der Körper wie bei Kindern und Jugendlichen, dann ist Zellwachstum ein absolut notwendiger Prozess. In späteren Jahren allerdings ist dieser Prozess meistens schädlich – sind doch auch Krebszellen übermäßig wachsende Zellen. Darum ist es spätestens in den Wechseljahren sinnvoll, den Verzehr von tierischem Protein zu überdenken und einzuschränken. Auch für das Gewicht ist die Zufuhr von tierischem Protein ungünstig, denn Proteine werden auch in Zucker umgewandelt. Ein möglichst weitgehender Verzicht auf tierisches Protein kommt zudem auch dem Darm zugute.

Erhöhtes Kresbrisiko durch tierische Proteine

Studien konnten zeigen, dass ein verminderter Genuss von rotem Fleisch das Darmkrebsrisiko, das ab dem 50. Lebensjahr deutlich steigt, messbar senken kann.

Das Wissenschaftsmagazin »JAMA« veröffentlichte 2005 eine Studie der American Cancer Society, an der rund 150 000 Menschen im Alter von 50 bis 74 Jahren teilgenommen hatten. Diejenigen, die am meisten rotes und industriell verarbeitetes Fleisch aßen, hatten ein um 53 Prozent erhöhtes Risiko für Darmkrebs und ein 71 Prozent höheres Risiko für Rektalkrebs. Dazu passt auch die Empfehung der Deutschen Gesellschaft für Ernährung, die rät, pro Woche nicht mehr als 250 bis 300 Gramm Fleisch inklusive Wurst zu verzehren. Das ist nicht viel.

Seien Sie gut zu Ihrem Darm

Das gilt erst recht, wenn Hormonschwankungen beginnen. Unser Darm ist immerhin der Hauptakteur der Nahrungsmittelverwertung und steuert die Energiegewinnung aus Kohlenhydraten, Fetten und Eiweißen. Aus den Forschungen der letzten Jahrzehnte wissen wir, dass über den Darm auch das Immunsystem trainiert wird und Emotionen gesteuert werden. Es werden Hormone und andere Stoffe produziert, die der Köper braucht, und es werden Stoffe und Toxine abgebaut, die den Körper vergiften würden. Sprechen wir über Ernährung, sprechen wir darum auch immer über den Darm!

DIE ROLLE DES MIKROBIOMS

Der Darm ist eine Hormonproduktionsstätte. Hauptakteure sind die Darmbakterien, davon tummeln sich mehrere Milliarden vor allem im Dickdarm. Man bezeichnet sie alle zusammen als Darmflora oder Mikrobiom.

Das Mikrobiom kann Signale an die hormonproduzierenden Drüsen senden und auch selbst Hormone bilden. So werden zum Beispiel die Sättigungshormone GLP-1 (Glucagon-like Peptid 1), Peptid YY und CCK (Cholecystokinin) hier gebildet und das Schilddrüsenhormon T4 wird in seine aktive Form T3 umgewandelt.

Das Mikrobiom steuert auch den Östrogenspiegel. Östrobolom nennt sich die Sammlung der Darmbakterien, die in der Lage ist, Östrogene zu recyceln, die eigentlich über den Darm ausgeschieden werden sollen. »Schlechte« Darmbakterien erzeugen hier ein Enzym, die ß-Glucuronidase, mit deren Hilfe das Östrogen, das ausgeschieden werden soll, wieder aktiviert wird. Darum ist es gerade in der Perimenopause wichtig, für eine ausgeglichene Darmflora zu sorgen, um einer Östrogendominanz auch auf diesem Weg entgegenzusteuern.

Über Botenstoffe, die von den Darmbakterien selbst produziert werden, können darüber hinaus Stresshormone aktiv gesenkt werden. Auch das Gewicht lässt sich gut über den Darm steuern. Bestimmte Darmbakterienarten wie Bifidobakterien und Bacteroidetes fehlen bei Übergewicht. Über bestimmte Nahrungsmittel kann man sie zuführen. Dazu gehören: Äpfel, dunkle Schokolade, grüner Tee, Haferflocken, Beeren und Trauben. Andere Darmbakterien wirken appetitanregend und produzieren die Aminosäuren Tyrosin und Tryptophan. Diese fördern den Muskelaufbau, sorgen für einen ruhigen Schlaf und eine ausgeglichene Stimmung.

TRYPTOPHANREICHE ERNÄHRUNG

Studiendaten zeigen, dass Frauen mit Prämenstruellem Syndrom (PMS), die reichlich tryptophan- und kohlenhydratreiches Essen zu sich nehmen, am nächsten Tag seltener unter körperlichen Beschwerden und depressiven Verstimmungen leiden. Über Tryptophan wird allerdings im Gehirn auch das Belohnungszentrum stimuliert, man neigt dann häufig

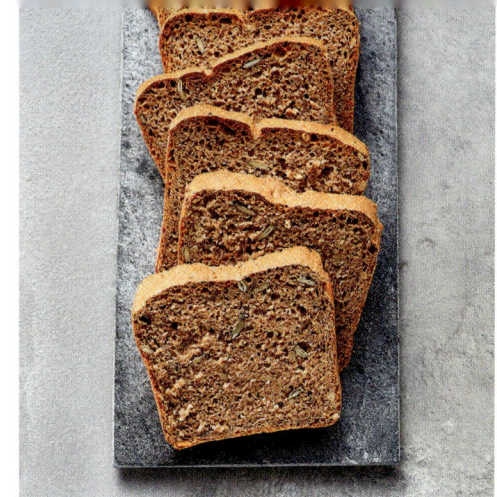

Schmeckt und unterstützt den Stoffwechsel: Stellen Sie um auf gesundes Vollkornbrot!

dazu, mehr zu essen. Nehmen Sie Tryptophan darum bevorzugt über satt machende Lebensmittel auf. Dazu zählen Hirse, Haferflocken und Kleie.

VOLLKORN BEVORZUGEN

Mit der Zufuhr von Ballaststoffen wird die Menge an guten Darmbakterien gefördert. Darum lohnt sich eine Umstellung von Weißmehl- zu Vollkornprodukten. Und nicht nur darum: Einige Lebensmittel werden in den Wechseljahren nicht mehr so gut verstoffwechselt. Dazu zählen unter anderen Zucker, Weißmehl, Alkohol und Fertigprodukte mit künstlichen Zusatzstoffen. Es lohnt sich also, in kleinen Schritten die eigenen Ess- und Trinkgewohnheiten umzustellen. Sie werden merken, wie sich das Gewicht dadurch normalisiert, die Verdauung wieder in Schwung kommt und die Energie zurückkehrt.

DIE BIG PLAYER DER HORMONKÜCHE

Wir möchten Ihnen nun die wichtigsten Protagonisten der optimalen Ernährung für die Zeit der Wechseljahre vorstellen. Beginnen wir mit den darmfreundlichen Ballaststoffen.

Ballaststoffe

Ballaststoffe gehören zu den wertvollen Kohlenhydraten. Sie helfen, schlank zu werden oder zu bleiben, ganz einfach auch darum, weil sie super satt machen. Ballaststoffe quellen im Magen und binden das Zehnfache ihres Eigengewichts an Wasser. Darüber hinaus bleiben Insulinspiegel und damit Blutzucker bei einer ballaststoffreichen Ernährung länger konstant (**siehe Seite 107**). Außerdem schützen Ballaststoffe vor Krebs (Brustkrebs, Magen-, Dickdarmkrebs), wie unter anderem eine Metastudie an der chinesischen Nanjing University School of Medicine 2013 zeigen konnte. Unsere Ballaststoff-Favoriten sind:

- Hülsenfrüchte (Sojabohnen, Linsen, Kichererbsen, Erbsen)
- Vollwertiges Getreide, hier vor allem Dinkel, Hafer, Roggenvollkornschrot, Weizenvollkornschrot, Grünkern, Leinsamen
- Beeren (auch tiefgekühlt)
- Orangen, Äpfel, Birnen
- Pistazien, Erdnüsse, Sonnenblumenkerne, Walnüsse, Haselnüsse, Sesam
- Trockenfrüchte
- Gemüse wie Möhren, Fenchel, Kartoffeln, Süßkartoffeln, Kürbis, Spinat, Artischocken, Brokkoli
- Kohlsorten wie Wirsing, Grünkohl, Rotkohl, Weißkohl

> **LANGSAM EINGEWÖHNEN**
>
> Wenn Sie an Vollkornprodukte und Vollkorngetreide nicht gewöhnt sind, kann es zu einer vermehrten Gasbildung im Darm kommen. Ihr Darm muss sich erst umstellen, denn Ballaststoffe müssen intensiv verdaut werden. In der Umstellungsphase können Blähungen auftreten. Beginnen Sie in diesem Fall mit einem Esslöffel Haferflocken zum Beispiel gleich am Morgen. Steigern Sie dann langsam die tägliche Menge an Ballaststoffen.

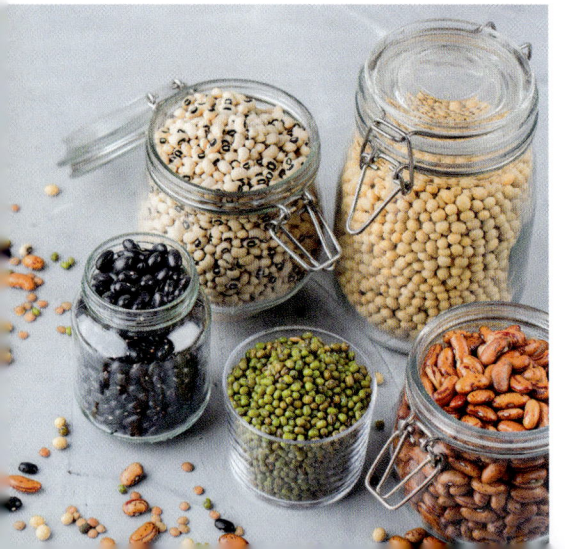

1-a-Ballaststoffspender: Hülsenfrüchte machen satt, schlank und fördern die Verdauung.

HORMONBALANCE & VERDAUUNG

Gerade zu Beginn der Perimenopause, wenn oft eine Östrogendominanz vorliegt, ist eine ballaststoffreiche Ernährung förderlich für die Hormonbalance. Östrogen wird zum Teil von den guten Darmbakterien im Darm abgebaut. Die wichtigste Nahrungsquelle für diese guten, das Östrogen abbauenden Darmbakterien, die einer Östrogendominanz entgegensteuern, sind Ballaststoffe.

Eine ausgeglichene Darmflora, das heißt reichlich gute Darmbakterien, ist auch wichtig für eine funktionierende Verdauung. Gerade in der Menopause verlangsamen sich durch den Östrogenmangel Stoffwechselprozesse. Dazu zählt leider auch die Verdauung, sie wird träger, Verstopfung ist darum bei vielen Frauen ein leidiges Thema. Je ballaststoffreicher aber die Ernährung ist, desto besser bleibt der Darm auf Trab.

VERSTOPFUNG IN DER MENOPAUSE – WAS HILFT?

Leiden Sie in der Menopause unter Obstipation (Verstopfung), dann lohnt sich neben einer ballaststoffreichen Ernährung ein Auslassversuch mit tierischem Protein. Denn der Darm braucht länger, um Milch- und Fleischprodukte zu verdauen. Weitere Tipps gegen eine träge Verdauung:

- Bevorzugen Sie pflanzliche Öle.
- Achten Sie auf ausreichend Bewegung.
- Trinken Sie viel Flüssigkeit (zwei bis drei Liter täglich). Trinken Sie schon morgens auf nüchternen Magen ein Glas warmes Wasser, wahlweise mit dem Saft einer halben Zitrone. Das regt die Verdauung an.
- Nehmen Sie pro Tag bis zu dreimal 1 Teelöffel Flohsamenschalen mit reichlich Wasser ein. Achten Sie, wenn Sie Flohsamen verwenden, besonders auf Ihre tägliche Trinkmenge von zwei bis drei Litern.

RESISTENTE STÄRKE – NÄHRSTOFF FÜR EINE INTAKTE DARMFLORA

Anführen möchten wir noch die resistente Stärke, die ein wertvoller Ballaststoff ist. Stärke ist das Sonntagsessen für gute Darmbakterien. Obwohl Stärke im Dünndarm abgebaut wird, gelangen circa 10 Prozent aus der Nahrung unverdaut in den Dickdarm. Diese sogenannte resistente Stärke dient als Futter für die Darmbakterien. Das ist wichtig, weil resistente Stärke die Blutfettwerte senken kann. Besonders stärkehaltige Lebensmittel sind beispielsweise grüne Bananen, Hülsenfrüchte, Haferflocken, Gerste, Hirse, Vollkornbrot und Maniokwurzel.

> ### KALTE KÜCHE
> Lassen Sie Lebensmittel vor dem Verzehr abkühlen, dann bleibt die Stärke erhalten: Kartoffeln können Sie zum Beispiel als Kartoffelsalat genießen, Reis zu Sushi verarbeiten oder einen Reis-Gemüse-Salat (top für unterwegs) daraus machen.

Carb Control

Wir verteufeln Kohlenhydrate nicht, auch nicht im Bezug auf das Thema Körpergewicht. Denn dafür sind Ballaststoffe, wie wir gesehen haben, viel zu wertvoll. Wenn wir über Kohlenhydrate sprechen, müssen wir aber »gute« und »schlechte« Kohlenhydrate unterscheiden. »Gut« sind komplexe Kohlenhydrate, wie sie in Vollkornprodukten (Getreide, Pasta, Reis), alternativem Getreide wie Amarant und Quinoa sowie Gemüse enthalten sind. »Schlecht« ist der weiße Industriezucker, da er den Blutzuckerspiegel rasch ansteigen lässt und die Bauchspeicheldrüse viel Insulin ausschütten muss, um den Zucker aus dem Blut in die Zellen zu räumen.

DIABETESRISIKO

Dauerhaft erhöhte Blutzuckerspiegel entstehen, wenn täglich viele zuckerhaltige Zwischenmahlzeiten gegessen werden. Geht das über Jahre so, ermüdet die Bauchspeicheldrüse. Aber auch die Körperzellen, die den Zucker aufnehmen sollen, kommen mit dem ständigen Nachschub nicht zurecht. Sie entwickeln eine Insulinresistenz und der Zucker verbleibt im Blut. Die Gefahr für die Entwicklung eines Diabetes sowie für Entzündungsreaktionen im Körper steigt.

Unter anderem, weil immer mehr Fertigprodukte mit Zucker versehen werden, nimmt in den Industrienationen die Zahl der Zuckerkranken seit Jahren kontinuierlich zu. So leben nach Angaben der Deutschen Diabetes Hilfe in Deutschland derzeit mehr als 10 Millionen Diabetiker. Eine Kost mit vielen guten komplexen Kohlenhydraten reduziert hingegen das Risiko für Diabetes um rund 50 Prozent. Ernährungswissenschaftler empfehlen zudem 90 Gramm Vollkorn pro Tag, um das Risiko für Krebs- und Kreislauferkrankungen signifikant zu senken.

WECHSELJAHRESBESCHWERDEN

In den Wechseljahren führt eine zuckerreiche Ernährung auch zu einer vermehrten Bildung von Fäulnisbakterien im Darm, die wiederum Blähungen erzeugen.

Und nicht zuletzt beschleunigt Zucker über einen komplizierten Mechanismus (die Verkürzung der Telomere) das Altern der inneren Organe und der Zellen. Die amerikanische Molekularbiologin Elizabeth Blackburn erhielt 2009 für die Erforschung dieser Zusammenhänge den Medizinnobelpreis.

ZUCKERFREIE ERNÄHRUNG

Wie man sieht, gibt es gerade für Frauen in der Perimenopause und in den Wechseljahren viele Gründe, Zucker zu meiden oder zu reduzieren. Wenn wir in diesem Buch über eine zuckerfreie Ernährung sprechen, dann meinen wir Rezepte oder Produkte ohne Industriezucker. Setzen Sie stattdessen auf Lebensmittel mit guten komplexen Kohlenhydraten, wie sie unter anderem in Möhren, Pastinaken, Äpfeln, Beeren, Amarant und Buchweizen enthalten sind. Carb Control

MEHR ALS NUR LOW CARB

heißt also vor allem darauf zu achten, Kohlenhydrate zu essen, die langsam verstoffwechselt werden und den Blutzuckerspiegel lange konstant halten. Wenn Sie aus Gewichtsgründen Richtung Low Carb gehen möchten, also die Gesamtmenge an Kohlenhydraten klein halten wollen, dann ist es wichtig, darauf zu achten, durch welche Eiweiße und Fette Sie die Kohlenhydrate ersetzen. Studien zeigen, dass durch tierische Produkte (Fette und Proteine) das Risiko für Herzkreislauf- und Gefäßerkrankungen steigt. Wenn also Low Carb, auch als Diät, dann gerne vegetarisch oder noch besser vegan! Zucker verwenden Sie am besten wie ein Gewürz, also sehr sparsam. Wenn die Lust auf Zucker zu stark ist, greifen Sie zu dunkler Schokolade, je dunkler, desto weniger Kalorien und Zucker, oder Sie probieren einen Zuckerersatz aus.

ZUCKERALTERNATIVEN

Es gibt verschiedene Möglichkeiten, Industriezucker zu ersetzen. Die aus unserer Sicht empfehlenswertesten stellen wir Ihnen hier kurz vor:

Fruchtzucker (Fruktose) ist kalorienreicher als man denkt. Er ist in Obst, Gemüse und Agavendicksaft zu finden. Agavendicksaftsaft süßt stark, man braucht also nur sehr wenig.

Milchzucker (Laktose) kommt in Milch und nicht fermentierten Milchprodukten vor.

Sorbitol stammt aus Äpfeln, Birnen, Pflaumen und Trockenobst.

Xylitol ist in Gemüse und Obst enthalten.

Honig süßt sehr gut, besitzt entzündungshemmende Inhaltsstoffe (Inhibine, Kaffeesäure und das natürliche Antibiotikum Pinocembrin) und schützt das Herz durch Acetylcholin.

Reissirup stammt aus Reismehl, das mit natürlichen Enzymen angereichert wird. Er süßt ganz gut, lässt den Blutzucker nicht so stark ansteigen und eignet sich für Menschen mit einer Nahrungsmittelintoleranz, denn er ist laktose-, fruktose-, gluten- und histaminfrei.

Ebenfalls gängige Zuckeralternativen wie Erythrit und Stevia empfehlen wir nicht, da sie schon in kleinen Mengen Blähungen und Durchfall verursachen können.

SMOOTHIES UND FRUCHTSÄFTE

Smoothies aus Früchten enthalten oft große Mengen an Fruchtzucker (Fruktose) und dadurch auch viele Kalorien. Wenn beispielsweise zwei Bananen, eine Portion Erdbeeren und drei Äpfel in den Mixer kommen, sind das locker 400 bis 500 Kalorien. Benutzt man einen Entsafter und filtert so die Fasern heraus, dann gehen leider außerdem die guten Ballaststoffe verloren.

Auch möchten wir auf etwas hinweisen, das vielen nicht bewusst ist: Wenn wir einen ganzen Apfel essen, dann muss der Fruchtzucker aus dem Apfel erst mühsam im Darm ausgelöst werden. Er gelangt dadurch langsam ins Blut. Im Smoothie oder Saft liegt der Fruchtzucker schon ausgelöst vor, das heißt, er gelangt sofort ins Blut und der Blutzuckerspiegel schnellt in die Höhe.

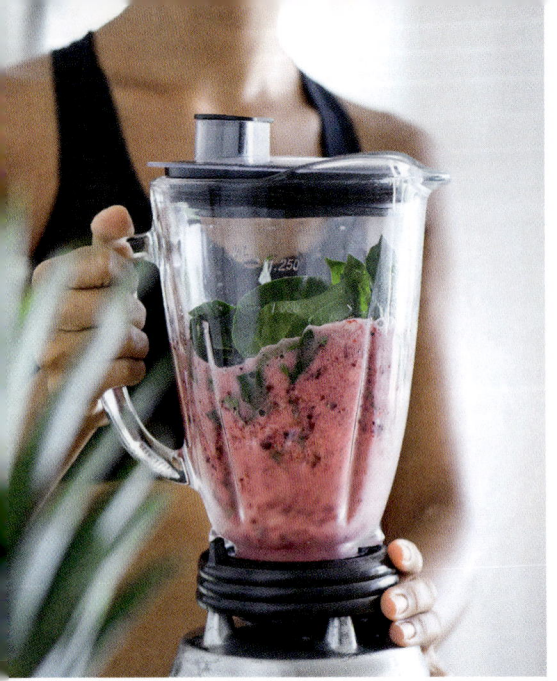

Die Mischung macht's: Experimentieren Sie und vervollkommnen Sie Smoothies mit Gemüse und Kräutern.

Im 1. Kapitel haben wir den Begriff der Matrix (**siehe Seite 12**) erklärt. Es macht demnach einen großen Unterschied, in welcher Ernährungszusammensetzung oder auch -form wir einen Stoff aufnehmen. Beim Thema Smoothie ist dieser Zusammenhang ganz entscheidend. Statt reinen Obst-Smoothies empfehlen wir darum eher, das ganze Stück Obst zu essen oder aber Smoothies mit Gemüse und Kräutern zuzubereiten, ja, auch schon zum Frühstück. Gemüse kombiniert mit Kräutern ist besonders gut verträglich. So passt zum Beispiel Brokkoli, der als Kohlgemüse leicht bläht, optimal zu Petersilie, weil deren ätherische Öle entblähend wirken.

Fermentierte Lebensmittel

Der Mensch ist erfinderisch und weil es über Jahrtausende keinen Kühlschrank gab, musste man sich etwas anderes einfallen lassen: Eine der Ideen war die Fermentation. Bei diesem Prozess werden Lebensmittel wie Gemüse und Fleisch durch Bakterien-, Pilz- oder Zellkulturen haltbar gemacht. Dabei wird das Lebensmittel nicht erhitzt. Vorteil: Vitamine, Mineralstoffe, Ballaststoffe und Proteine bleiben im fermentierten Produkt erhalten. Zusätzlich entstehen bei der Fermentation für den Darm wichtige Bakterien wie zum Beispiel Lactobazillen.

Zu den fermentierten Lebensmitteln gehören unter anderen Kimchi, Bittermelone, Kombucha, Sauerteig, Essig, Tempeh, Natto (fermentierte Sojabohnen), Sauerkraut, Rohmilchkäse, Joghurt, Miso (japanische Würzpaste), Kefir, Tofu, Salami, Matjes-Hering, veredelte Teesorten, Whisky, Bier und Wein. Einige unserer Lieblinge möchten wir Ihnen näher vorstellen:

Kombucha ist ein fermentierter grüner oder schwarzer Tee, der Kohlensäure enthält. Er punktet mit vielen gesunden Bakterien, Folsäure und Eisen.

Sauerkraut ist fermentierter Weiß- oder Spitzkohl. Unbedingt roh essen, sonst werden die gesunden Bakterien zerstört. Probieren Sie zum Beispiel einmal den Apfel-Sauerkraut-Salat mit Cranberrys von **Seite 112**. Sauerkraut enthält zusätzlich auch Eisen, Folsäure, Ballaststoffe und Vitamin C.

Joghurt, der mithilfe von Milchsäurebakterien aus Milch hergestellt wird, sollte am besten als Naturjoghurt gegessen werden, denn Joghurt mit Frucht kann versteckten Zucker und Zusatzstoffe enthalten. Bei einer Laktoseunverträglichkeit gibt es heute auch aus Kokos, Lupinen oder Soja tolle Alternativen zu herkömmlichem Joghurt.

Tempeh besteht aus fermentierten Sojabohnen. Es schmeckt nussig und ist reich an Aminosäuren. Außerdem ist Tempeh ein guter Lieferant für Kalium, Eisen, Magnesium sowie Phosphor.

Kimchi ist ein fermentiertes Gericht aus Korea. Es wird aus fermentiertem Chinakohl, verschiedenen Rettichsorten oder anderem Gemüse mit Ingwer und Knoblauch hergestellt. Kimchi ist reich an Ballaststoffen, Vitaminen, Aminosäuren und Mineralstoffen.

> **GESUNDE MULTITALENTE**
>
> Fermentierte Lebensmittel gelten als wahre Superfoods. Sie enthalten Vitamin B_{12}, fördern die Eisenaufnahme, unterstützen die Immunabwehr und wirken:
> - antioxidativ
> - antientzündlich
> - entgiftend
> - durchblutungsfördernd
> - gegen Obstipation (Verstopfung)
> - cholesterinsenkend
> - sättigend

Fette und Öle

Der Körper braucht Fette, daran gibt es keinen Zweifel. Vor allem die essenziellen ungesättigten Fettsäuren sind ein wichtiger Bestandteil von Zellmembranen, Hormonen, Enzymen und vielen anderen Strukturen. Allein um die Hälfte der 40 Milliarden Zellen in unserem Körper jährlich reparieren und erneuern zu können, braucht unser Organismus regelmäßigen Nachschub an ungesättigten Fettsäuren. Auch für Stoffwechselvorgänge, für das Zellwachstum, als Energiespeicher, zur Produktion und Aufnahme der fettlöslichen Vitamine A, D, E und K werden essenzielle Fettsäuren dringend benötigt.

GUTE FETTE, SCHLECHTE FETTE

Es wird unterschieden zwischen gesättigten und ungesättigten Fetten. Außerdem noch zwischen, je nach Anzahl der Doppelbindungen im Fettsäuremolekül, einfach (eine Doppelbindung) und mehrfach (mehrere Doppelbindungen) ungesättigten Fettsäuren. Fette tierischen Ursprungs enthalten eher gesättigte Fettsäuren und werden allgemein als eher »schlechte« Fette bezeichnet. Pflanzliche Fette hingegen enthalten mehr ungesättigte Fettsäuren. Wir sprechen hier gerne von »guten« Fetten.

Die gesättigten Fettsäuren besitzen so viele Wasserstoffmoleküle, dass sie keine anderen chemischen Verbindungen mehr eingehen können. Das macht sie stabil und haltbar. Kein Wunder, dass Lebensmittelhersteller sie gerne einsetzen. Auch unser Körper speichert Kohlenhydrate und Fette, von denen wir zu viel aufnehmen, als gesättigte Fettsäuren und legt sie häufig als Bauchfett an. Leider produziert Bauchfett Botenstoffe, die uns nicht guttun. Ein internationales Forschungsteam, an dem auch das Deutsche Zentrum für Diabetesforschung beteiligt ist, konnte 2018 einen Botenstoff (WISP-1) aus dem Bauchfettgewebe isolieren, der eine Insulinresistenz und *silent inflammations* unterstützt.

Darum sollten Sie lieber zu ungesättigten als zu gesättigten Fetten greifen und zudem lieber zu mehrfach ungesättigten als zu einfach ungesättigten. Denn sie senken das Risiko für Herz-Kreislauf-Erkrankungen, Arteriosklerose und Rheuma. Ungesättigte Fettsäuren sind zum Beispiel in Nüssen, pflanzlichen Ölen, Avocados, Fleisch von Weidetieren, in Wildfleisch und fettem Fisch enthalten.

OMEGA 3

Der Star unter den Fetten ist das Omega 3. Für die Herz- und Gefäßgesundheit gelten Omega-3-Fettsäuren als Goldstandard. Sie putzen besonders intensiv die Gefäße und schützen so vor Arteriosklerose. Studien wie die eines Forscherteams aus Harvard, die 2018 unter dem Titel »Cardiovascular risk reduction« im »New England Journal of Medicine« veröffentlicht wurde, haben dies eindeutig nachgewiesen. Omega-3-Fettsäuren wirken darüber hinaus entzündungshemmend und können in ausreichend hoher Dosierung auch Gelenkbeschwerden lindern. Setzen Sie deshalb zwei- oder dreimal in der Woche fettreichen Fisch wie Lachs oder Hering auf den Speiseplan, denn er enthält besonders viele Omega-3-Fettsäuren. Oder wählen Sie die pflanzliche Omega-3-Variante, die Alpha-Linolensäure, die reichlich in Walnüssen, Leinöl, Sojaöl, Rapsöl, Senföl und grünem Blattgemüse enthalten ist.

Im Trend liegen Omega-3-Fettsäuren aus Algen, da diese die wichtigen Omega-3-Säuren EPA und DHA enthalten, die in Leinöl und anderen pflanzlichen Lebensmitteln fehlen. Algen sind besonders empfehlenswert für Vegetarier und Veganer, die keinen fetten Fisch essen. Wie wäre es zum Beispiel mit dem Algen-Chili-Pesto von **Seite 132**?

PFLANZENÖLE

Pflanzenöle mit einem hohen Anteil an ungesättigten Fettsäuren können das Risiko für Herz-Kreislauf-Erkrankungen um 30 Prozent senken. Öle, die viele gesättigte Fette enthalten, wie Palmkernöl sowie Fette tierischen Ursprungs wie Butter oder Schmalz, können das hingegen nicht. Auch für die Diabetes- und Krebsprophylaxe ist der tägliche Einsatz von pflanzlichen Ölen wertvoll. Geben Sie also ruhig einen großen Löffel mehr in den Salat. Die von uns bevorzugten Öle möchten wir Ihnen nun näher vorstellen.

Olivenöl als Bestandteil der mediterranen Küche steht bei uns an erster Stelle. Dieses reine Pflanzenöl enthält das entzündungs-

TRANSFETTE – NO-GO FÜR HERZ UND KREISLAUF

Transfette entstehen bei der industriellen Härtung von flüssigen Ölen. Die lebensmitteltechnisch veränderten Fette werden vielen Produkten zugesetzt. Der Zweck liegt unter anderem darin, diese weich zu halten: Margarine bleibt streichfähig, Eis zerschmilzt zart im Mund. Das ist zwar praktisch und lecker, aber ungesund. Hohe Mengen an Transfetten sind außerdem in Fertigprodukten wie Keksen, Chips oder Tiefkühlpizza enthalten. Auch für Pommes frites und anderes Frittiertes werden Transfette verwendet. Achtung: Transfette entstehen auch im Haushalt, und zwar dann, wenn Frittieröl über 170 Grad Celsius oder Pflanzenöl in der Pfanne über 120 Grad Celsius erhitzt wird. In den USA sind künstliche Transfette schon seit 2015 verboten, bei uns in Europa sind seit 2021 nur noch wenige Produkte mit den künstlichen Fetten erlaubt. Die Weltgesundheitsorganisation (WHO) erwägt ein weltweites Verbot, weil Transfette den Blutfettspiegel erhöhen und die Gefahr für Entzündungsprozesse, Herz-Kreislauf-Erkrankungen und eine Insulinresistenz verstärken. Es heißt sogar, dass kein Nährstoff das Herz so stark gefährdet wie Transfette. Versuchen Sie deshalb, auf Transfette möglichst ganz zu verzichten, und setzen Sie auf natürliche gesunde Fette.

hemmende Oleocanthal. Keine Angst auch vor den Kalorien. Natürlich enthält Öl viel Energie, aber auch Lipase, die den Aufbau von Fettzellen verhindert. Kaufen Sie das etwas teurere trübe Olivenöl, es ist besonders nährstoffreich.

Sonnenblumenöl ist eines der am häufigsten verwendeten Öle in der deutschen Küche. Jede vierte Flasche Pflanzenöl, die gekauft wird, ist ein Sonnenblumenöl. Es ist gesund wegen der großen Menge an mehrfach ungesättigten Fettsäuren und vor allem darum beliebt, weil es hitzebeständig ist. Es eignet sich gut zum Braten und Backen.

Rapsöl ist ebenfalls hitzestabil. Die Deutsche Gesellschaft für Ernährung empfiehlt es zum Braten und Frittieren. In Rapsöl stehen Linolsäure und die weiteren enthaltenen Fettsäuren in einem günstigen Verhältnis.

Sesamöl bereichert durch seinen besonderen Eigengeschmack vor allem die asiatische Küche. Gerade bei Frauen in den Wechseljahren wirkt es positiv auf den Östrogenspiegel. Äußerlich angewandt eignet sich Sesamöl für Massagen. In die Tagescreme oder Bodylotion gemischt, hält es die Haut weich.

Leinöl ist ein sehr gesundes entzündungshemmendes Öl. Wendet man es äußerlich für Einreibungen und Umschläge an, dann wirkt es desinfizierend und verbessert die Hautdurchblutung. Es punktet mit vielen Omega-3-Fettsäuren und wird traditionell mit Pellkartoffeln und Quark gegessen. Verwenden Sie es nur kalt.

Sekundäre Pflanzenstoffe

Auch den sekundären Pflanzenstoffen – wir kennen mehr als 30 000 – möchten wir einen gebührenden Platz einräumen. Sie liefern uns zwar keine Energie, haben also keinen echten Nährwert, sie sind neben Vitaminen, Mineralstoffen und Ballaststoffen aber sehr hilfreich für unsere Gesundheit. Sekundäre Pflanzenstoffe sind ein hervorragender Zellschutz, bis ins Innerste hinein, das heißt, sie schützen die DNA und entsorgen den Zellmüll. Damit tragen sie zur Senkung des Krebsrisikos bei, schützen vor Keimen, Pilzen, Bakterien sowie Viren und unterstützen das Immunsystem. Sekundäre Pflanzenstoffe werden im Dickdarm resorbiert. Je mehr davon in der Nahrung enthalten sind, desto besser geht es dem Mikrobiom und umgekehrt: Je mehr gute Darmbakterien vorhanden sind, desto mehr sekundäre Pflanzenstoffe werden vom Körper aufgenommen.

Eine Liste mit wichtigen sekundären Pflanzenstoffen samt Angaben zu Vorkommen und Wirkungen finden Sie in der **hinteren Innenklappe** dieses Buches.

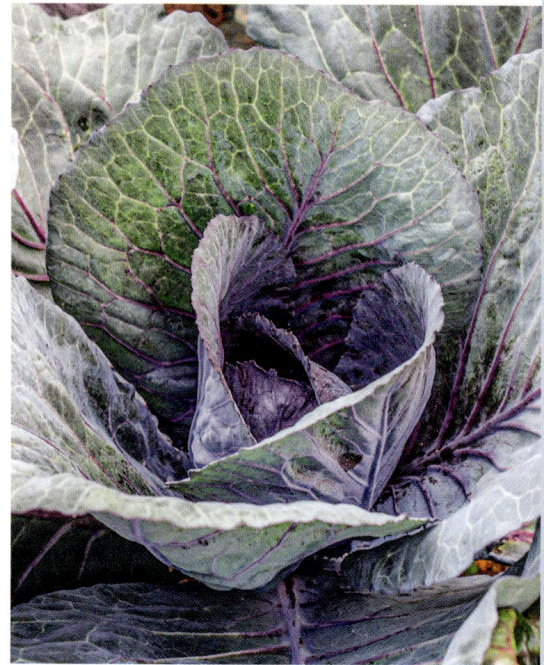

Heimisches Superfood: Kohl ist reich an Vitaminen, Mineralstoffen und sekundären Pflanzenstoffen.

Kreuzblütler

Mehr als 4000 Arten gehören zu dieser Pflanzenfamilie, die weltweit verbreitet ist. Dazu zählen wichtige Kulturpflanzen wie alle Kohlsorten, Rettichsorten und auch die Senfpflanze. Als kalorienarmes Gemüse gehören diese Pflanzen zu unseren Favoriten in den Wechseljahren, auch weil sie reich an Ballaststoffen, wertvollen Vitaminen, Mineralstoffen und sekundären Pflanzenstoffen sind.

Die Ballaststoffe füttern, wie bereits erwähnt, die guten Darmbakterien, die wiederum Entgiftungs- und Antioxidationsenzyme des Körpers aktivieren. Eine groß angelegte britische Studie konnte 2017 zeigen, dass das tägliche Essen von drei Portionen grünem Gemüse das Risiko für Herz-Kreislauf-Erkrankungen deutlich senkt. Eine dänische Langzeitstudie über 23 Jahre, deren Ergebnisse 2021 im »European Journal of Epidemiology« veröffentlicht wurde, konnte sogar bei nur einer Portion grünem Gemüse einen positiven Effekt auf den Blutdruck nachweisen.

Die speziell in Kreuzblütlern enthaltene chemische Verbindung Glucoraphanin trägt in unserem Körper zudem zur Herstellung eines Stoffes bei, der antimikrobielle Eigenschaften hat. Zu den gängigen Kreuzblütlern gehören: Brokkoli, Grünkohl, Rotkohl, Weißkohl, Blumenkohl, Rosenkohl, Kresse, Kohlrabi, Rettich, Radieschen und Rucola.

PHYTOÖSTROGENE

Seit Jahrtausenden werden bestimmte Pflanzen und Lebensmittel erfolgreich gegen weibliche Beschwerden während der Periode, der Schwangerschaft und anderen Hormonumstellungen eingesetzt. Sie enthalten Phytoöstrogene, also Östrogene aus Pflanzen. Inzwischen sind die Wirkungen vieler dieser Stoffe wissenschaftlich untermauert. Einer der wichtigsten pflanzlichen Helfer bei Wechseljahresbeschwerden ist das Phytoöstrogen DIM (Diindolylmethan). Es handelt sich dabei um ein Antioxidans, das bei der Verdauung eines bestimmten Senföls freigesetzt wird. DIM kann vor hormonabhängigen Krebsarten schützen. Wie das Memorial Sloan Kettering Cancer Center in New York im Januar 2021 in einer Pressemitteilung schrieb, ist DIM das am meisten in Studien untersuchte Indol-3-Carbinol und das mit der größten schützenden Wirkung gegen Brustkrebs und Prostatakrebs. Es wandelt ungünstige Östrogene in günstige um, balanciert damit den Östrogenhaushalt aus und wirkt gegen eine Östrogendominanz. DIM ist in großen Mengen in Kohlsorten wie Brokkoli, Rotkohl, Rosenkohl und Blumenkohl enthalten. Damit die Wirkstoffe gut genutzt werden können, sollten Sie das Gemüse schonend garen und nicht zerkochen. Sonst werden große Teile des hitzeempfindlichen Senföls zerstört.

SOJA GEGEN HITZEWALLUNGEN

Auch Soja enthält Phytoöstrogene, die sogenannten Isoflavone. Sie binden sich wie das körpereigene Östrogen an Östrogenrezeptoren und lösen dadurch eine ähnliche oder die gleiche Wirkung aus. Soja-Isoflavone schützen vor Entzündungen, Gefäßveränderungen, verbessern die Durchblutung im Gehirn und fördern den Schlaf. Sojabohnen sind Ausgangsstoff für fermentierte Lebensmittel wie Miso und Tempeh (**siehe Seite 24**).

Die DGGG (Deutsche Gesellschaft für Gynäkologie und Geburtshilfe) empfiehlt Soja in den Wechseljahren vor allem gegen Hitzewallungen. Empfohlen werden 30 bis 60 mg Isoflavone am Tag. Bitte kaufen Sie Bio-Soja, um gentechnisch veränderte und mit Pestiziden verseuchte Produkte zu vermeiden. Allerdings ist die zur Behandlung von Wechseljahresbeschwerden empfohlene Menge über Nahrungsmittel nur schwer aufzunehmen. Es kann sinnvoll sein, gegen akute Beschwerden wie Hitzewallungen zusätzlich ein Ergänzungsmittel mit Sojaextrakt einzunehmen.

Pflanzen mit Hormonwirkung

Einige weitere ausgewählte Pflanzen, die reich an Phytoöstrogenen sind, möchten wir Ihnen nun näher vorstellen. Bei Wechseljahresbeschwerden lohnt es sich, diese auf den täglichen Ernährungsplan zu setzen.

BALDRIAN (VALERIANA OFFICINALIS)

Baldrian enthält als Phytoöstrogene Lignane. Er wächst als Kraut oder Strauch und wird schon seit Jahrhunderten gegen Angst, Unruhe und bei Schlafstörungen als Tee eingenommen – heutzutage auch als Kapsel. Gerade Schlafstörungen sind ein häufiges Symptom in den Wechseljahren. Eine Tasse Baldriantee mit Honig am Abend kann helfen ein- und durchzuschlafen. Wenden Sie Baldrian nicht morgens an, denn seine dämpfende Wirkung beeinträchtigt möglicherweise das Reaktionsvermögen.

HOPFEN (HUMULUS LUPULUS)

Die Wirkung von Hopfen kennt man aus Klöstern, in denen Bier gebraut wurde. Die Mönche, die ihr eigenes Bier tranken, hatten oft einen sogenannten Bierbusen. Und es war wohl auch im Sinne der Kirchenoberen, dass durch die Wirkung der Phytoöstrogene im Hopfen die Libido der Mönche gedämpft wurde, weil dadurch ein Ungleichgewicht zum körpereigenen Testosteron entstand. Hopfen hilft bei Schlafstörungen, Rastlosigkeit und Ängstlichkeit, kräftigt die Haare und wirkt gegen trockene Schleimhäute.

JOHANNISKRAUT (HYPERICUM PERFORATUM)

Johanniskraut enthält wertvolle Flavonoide und wirkt stimmungsaufhellend. Allerdings sollte es nur bei leichten Depressionen oder depressiven Verstimmungen und bitte nur nach Absprache mit dem Arzt oder Therapeuten eingenommen werden. Johanniskraut wird wie Östrogen über die Leber abgebaut. Leiden Sie an einer akuten oder chronischen Lebererkrankung wie einer Hepatitis, darf es nicht eingenommen werden. Wir empfehlen die Einnahme vor allem in den Wintermonaten, da Johanniskraut die Haut lichtempfindlicher werden lässt und unter Sonneneinstrahlung zu einer bräunlichen Fleckenbildung führen kann.

LEIN (LINUM USITATISSIMUM)

Leinsamen enthält die Phytoöstrogene Lignane. Studien geben Hinweise darauf, dass das häufige Essen von Leinsamen sogar mit einem verringerten Brustkrebsrisiko verbunden ist. Gegen Verdauungsstörungen und Verstopfung in den Wechseljahren hilft Leinsamen hervorragend, denn er ist ein sehr guter Ballaststofflieferant und unterstützt die Darmflora. Sie können Leinsamen schroten und in Ihren Smoothie oder Joghurt geben.

MACA (LEPIDIUM MEYENII)

Die südamerikanische Wurzel ist ein wahres Superfood. In Peru gilt sie als Aphrodisiakum. Sie enthält als Phytoöstrogene Quercetin und

Anthocyane, steigert die Libido, wirkt als Energie-Booster und reduziert Stress. Bei Konzentrations- und Schlafstörungen sowie Hitzewallungen in den Wechseljahren ist Maca eine gute Hilfe. Maca hat zudem eine ausgleichende Wirkung und stärkt unser Immunsystem.

MÖNCHSPFEFFER (VITEX AGNUS-CASTUS)

Die Früchte des Laubbaums wurden in den Klöstern als Ersatz für Pfeffer zum Würzen der Speisen benutzt. Als Nebenwirkung geschah das Gleiche wie beim Hopfen: Mönchspfeffer setzte die Libido der Mönche herab. Er hilft gegen Progesteronmangel, indem er stimulierend auf die Hypophyse und auf die Dopaminrezeptoren wirkt und dadurch die Progesteronproduktion anregt. Darum ist es sinnvoll, bei Progesteronmangel zu Beginn der Perimenopause Mönchspfeffertee oder -extrakt einzunehmen. Er kann den weiblichen Zyklus ausbalancieren und Symptome eines Prämenstruellen Syndroms (PMS) abmildern. Außerdem hilft er bei Schlafstörungen. Weiteres Plus: Mönchspfeffer ist ein Appetitzügler.

ROTER GINSENG (PANAX GINSENG)

Roter Ginseng, auch »Allheilwurz«, wächst in China, Sibirien und Korea. Die Wurzel wird mit heißem Wasserdampf behandelt und dann getrocknet. Roter Ginseng hilft gegen Hitzewallungen, Schlafstörungen und depressive Verstimmungen.

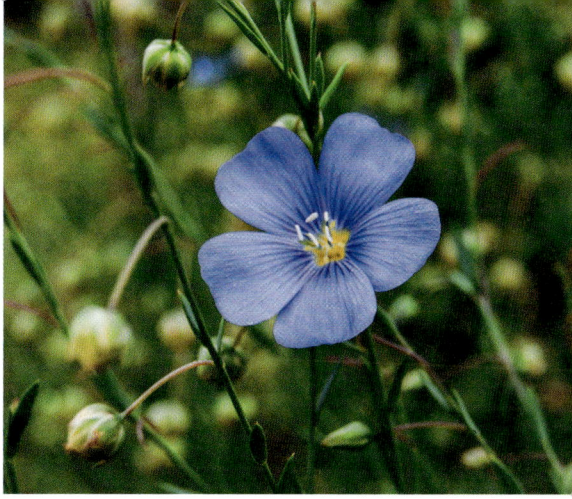

Die Leinsamen-Pflanze, auch als Flachs bekannt, wird unter anderem zur Ölherstellung verwendet.

SESAM (SESAMUM INDICUM)

Auch Sesam liefert Phytoöstrogene. Die einjährige Ölpflanze, die rosa oder weiße Blüten trägt, wächst in Afrika und Indien. Samen, Öl und Wurzel werden zum Kochen verwendet. Vor allem aus der asiatischen Küche ist Sesam nicht wegzudenken. Studien zeigen, dass Sesam den Östrogenspiegel bei Frauen nach der Menopause positiv beeinflussen kann.

TRAUBENSILBERKERZE (CIMICIFUGA RACEMOSA)

Diese Pflanze wächst als Staude mit weißen, länglichen Blüten. In den Wechseljahren helfen die Triterpenglykoside in der Silberkerze bei Hitzewallungen und Stimmungsschwankungen sowie einer trockenen Scheidenschleimhaut. Viele Frauen schwören auf den Extrakt der Cimicifuga, bei anderen hilft die Silberkerze wenig. Probieren Sie sie aus!

TIERISCHES PROTEIN – PFLANZLICHES PROTEIN

Aus medizinischer Sicht ist es gerade in Phasen der Hormonumstellung sinnvoll, so wenig tierisches Protein wie möglich zu essen. Setzen Sie stattdessen bevorzugt auf grünes Protein pflanzlichen Ursprungs.

Proteine sind unverzichtbar für den Aufbau jeder Körperzelle. Sie sind unter anderem Bestandteil der Zellmembranen. Tierisches Protein verarbeitet der menschliche Körper schneller, es enthält im Vergleich zu pflanzlichem Protein aber einen höheren Cholesterin- und Fettanteil. Tierisches Protein erhöht darum das Risiko für Herz-Kreislauf-Erkrankungen. Auch den Umweltaspekt möchten wir hier nicht außer Acht lassen: Tierzucht belastet die Umwelt durch einen enormen Energie- und Wasserverbrauch sowie durch CO_2-Ausstoß.

HORMONE IN FLEISCH UND MILCHPRODUKTEN

Schlachtvieh in Massentierhaltung bekommt zur Mästung Hormone verabreicht, um mehr Fleisch zu liefern. Diese Hormone verzehren wir mit. Auch Antibiotika, die in der Massentierhaltung verwendet werden, nehmen wir mit unserer Nahrung auf. Sie zerstören jedoch die menschliche Darmflora. Milchprodukte enthalten zudem von Natur aus große Mengen an Hormonen. Milchkühe sind permanent trächtig, sonst geben sie keine Milch. Das bedeutet, die Schwangerschaftshormone der Kuh plus Wachstumshormone, die für uns Erwachsene, vor allem in der zweiten Lebenshälfte, nicht zuträglich sind (**siehe Seite 18**), befinden sich in der Milch. Diese Hormone aus der Kuhmilch werden in der menschlichen Leber nicht vollständig abgebaut. In diesem Zusammenhang sollte man auch bedenken, dass vor allem in jungen Jahren viele hormongetriggerte Erkrankungen wie Akne, Unfruchtbarkeit bei Männern und manche Krebsarten durch den Verzehr von Milch zusätzlich befeuert werden.

MILK-ALIKES

Zu Kuhmilch gibt es inzwischen aber zahlreiche Alternativen. Als Milchersatzprodukte eignen sich:
- Haferdrink, enthält viele Ballaststoffe
- Dinkeldrink, schäumt gut
- Mandeldrink, kalorienreicher als Milch, enthält aber wertvolle Fettsäuren, Mineralstoffe und Spurenelemente
- Cashewdrink, sehr fetthaltig

- Haselnussdrink, ebenfalls sehr fettreich
- Kokosdrink, enthält wenig Kalorien
- Sojadrink, eine super Proteinquelle und ballaststoffreich
- Reisdrink, sehr ballaststoffreich, enthält aber wenig Nährstoffe und Vitamine

OSTEOPOROSERISIKO

Erwiesen ist, dass die Aufnahme großer Mengen an tierischem Eiweiß in Form von Wurst und Fleisch aufgrund des hohen Phosphatgehalts die Ausscheidung von Kalzium erhöht (Stichwort: Kalziumräuber). Kalzium ist aber der Mineralstoff, den Frauen in den Wechseljahren für starke Knochen besonders benötigen. Bevorzugen Sie darum pflanzliches Protein, um das Osteoporoserisiko und die Gefahr für Knochenbrüche zu senken.

PFLANZLICHE PROTEINE

Pflanzliches Protein enthält viele Vitamine, Ballaststoffe und Nährstoffe wie Omega-3-Fettsäuren. Es trägt damit zur Herzgesundheit bei und sorgt für starke Nerven, Knochen und Gelenke. Wer umsteigen möchte auf eine vorwiegend pflanzenbasierte Ernährung, der kann täglich mit einer Gemüse-Mahlzeit anfangen und später immer mehr tierisches Protein durch pflanzliches ersetzen. Zu den proteinreichen pflanzlichen Lebensmitteln gehören:

- Hülsenfrüchte wie Erbsen, Linsen, Lupinen und Erdnüsse
- Vollkornreis
- Soja
- Samen wie Lein-, Hanf- und Chia-Samen
- Nüsse wie Walnüsse sowie Mandeln

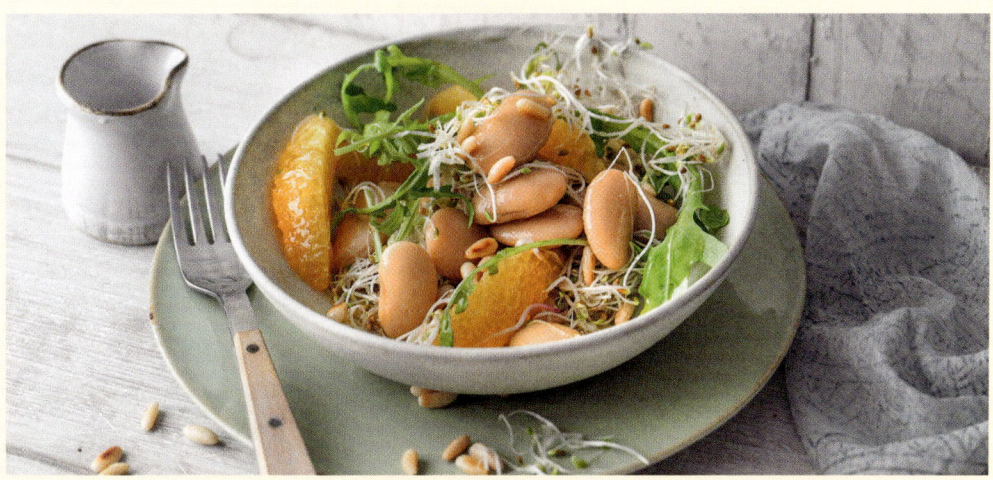

Ein Salat mit Riesenbohnen und Pinienkernen versorgt uns mit Vitaminen und vielen gesunden Proteinen.

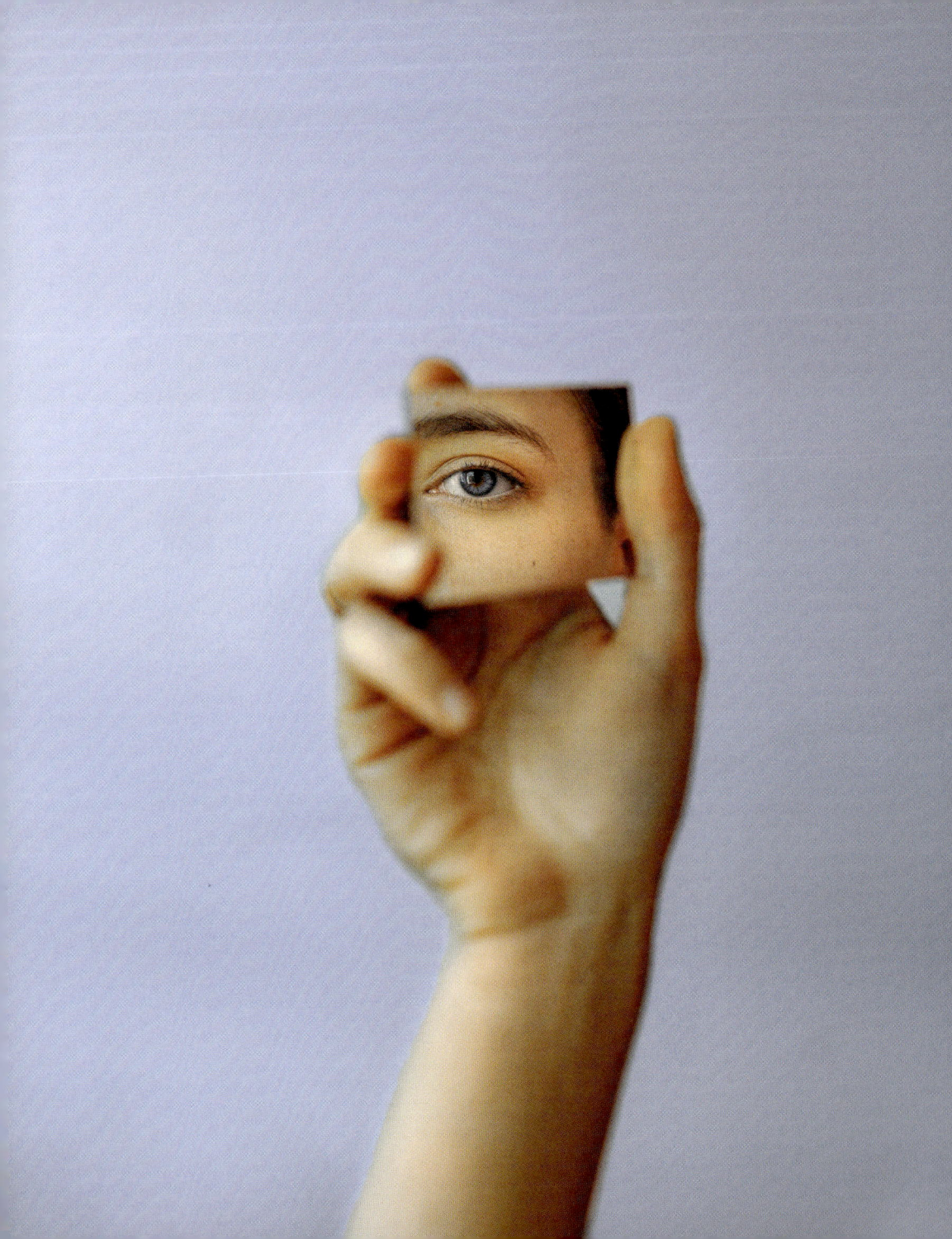

WAS PASSIERT DA IN UNS?

Von der Jugend bis ins Alter ist unser Hormonhaushalt wesentlich daran beteiligt, wie wir uns fühlen. Zu wissen, was in unserem Körper vor sich geht, ist ein wichtiger erster Schritt, um bei Problemen gegensteuern zu können.

HORMONE BESTIMMEN UNSER LEBEN
36

BESCHWERDEN EFFEKTIV BEKÄMPFEN
46

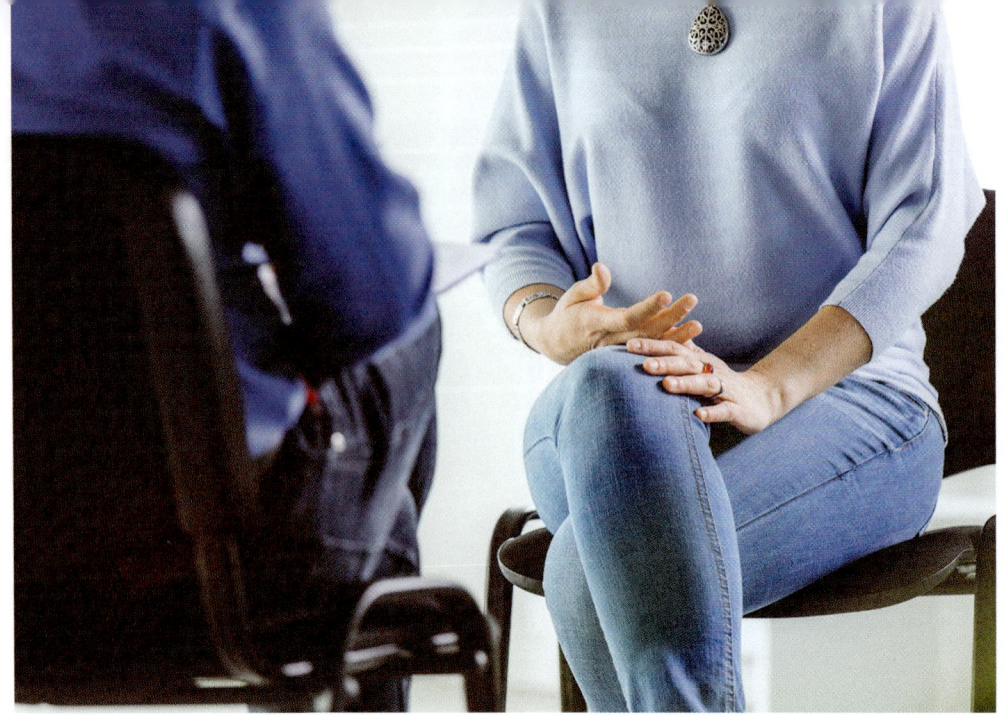

HORMONE BESTIMMEN UNSER LEBEN

Hormone prägen unseren Alltag ein Leben lang, vor allem bei uns Frauen. Sie fördern in der Pubertät das Wachstum der Brüste und Geschlechtsorgane, sie steuern die monatliche Periode und die Schwangerschaft.
Mit dem Absinken der Hormonspiegel in den Wechseljahren enden die langen Jahre der Fruchtbarkeit, aber der Hormonhaushalt bleibt auch dann noch ein wesentlicher Faktor für unser Wohlbefinden. Zwar bedeutet Frausein gerade in der heutigen Zeit mehr als äußerliche Attribute wie schöne Haare, glatte Haut, pralle Brüste und die Fähigkeit, Kinder zu gebären. Dennoch ist ein ausgeglichener Hormonspiegel wichtig. Die Big Player der weiblichen Geschlechtshormone sind Östrogene und Progesteron und auch diese verändern sich in den Wechseljahren peu à peu.

ÖSTROGENE

Unter dem Begriff »Östrogen« wird eine ganze Reihe von weiblichen Geschlechtshormonen zusammengefasst: Östradiol, Östron und Östriol. Sie werden vorwiegend in den Eierstöcken, aber auch im Fettgewebe und im Gehirn produziert. Der Einfachheit halber spricht man zusammenfassend meistens von »Östrogen« im Singular, und so wollen auch wir es hier weitgehend handhaben.
Wie alle Hormone erreicht auch das Östrogen über die Blutbahn seine Bestimmungsorgane. Wie ein Schlüssel im Schloss dockt es am Zielort an Rezeptormoleküle an, wodurch die entsprechende Reaktion ausgelöst wird. So fördert Östrogen unter anderem die Reifung der Eizelle und die Durchblutung der Gebärmutter sowie der Vaginalschleimhaut. Es sorgt für glatte Haut, dicke Haare und bruchsichere Knochen. Es lässt die Brüste, die Schamhaare und die Scheidenzellen in der Pubertät wachsen und fördert die Produktion von Schleim, der die Vagina feucht hält und gegen Keime schützt. Doch nicht nur das, man weiß heute, dass fast überall Östrogenrezeptoren sitzen, auch im Gehirn, den Nervenzellen, der Darmschleimhaut.

Vielfältige Effekte

Östrogen wirkt also im ganzen Körper, das heißt, es ist systemisch. In diesem Sinne kann es vor Krankheiten schützen oder auch Krankheiten hervorrufen. Es fördert die Durchblutung und die Eiweißproduktion und es stärkt das Immunsystem. Es lässt jedoch auch die Blutfettwerte ansteigen und fördert Wassereinlagerung in den Geweben. Hohe Östrogenspiegel erhöhen die Thrombosegefahr sowie das Risiko für einige Krebsarten, für depressive Verstimmungen, Leberschäden und Übergewicht.

HAUPTJOB ZYKLUSSTEUERUNG

Über viele Jahre unseres Lebens steuert Östrogen aber vor allem den weiblichen Zyklus. Es lässt den Follikel in den Eierstöcken heranreifen, sorgt für den Eisprung, und wenn das Ei dann auf dem Weg in die Gebärmutter ist, auch für seine Sicherheit. Östrogen ist für das Wachstum der Gebärmutterschleimhaut wichtig, damit das Ei sich dort einnisten kann.

> **DEMENZ**
>
> Im Gehirn sitzen die Östrogenrezeptoren in einem Areal, das für Lern- und Gedächtnisaufgaben wichtig ist. Neueste Studien zeigen, dass Östrogen darum auch einen schützenden Effekt vor Demenz und Alzheimer hat. In einer bestimmten Hirnregion, dem Hippocampus, lässt die Östrogenproduktion in den Wechseljahren jedoch besonders stark nach. Und tatsächlich leiden Frauen ab 65 Jahren doppelt so häufig unter Alzheimer wie Männer gleichen Alters.

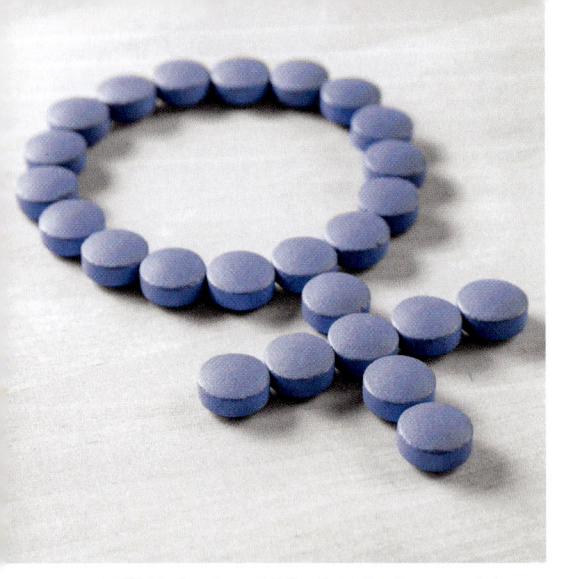

Tablette, ja oder nein? Synthetische Hormone stehen im Verdacht, das Krebsrisiko zu erhöhen.

SCHÜTZENDE WIRKUNG

Weit verbreitet ist die unter anderem durch Östrogenmangel bedingte Knochenkrankheit Osteoporose. Durch den Östrogenmangel ist das Gleichgewicht zwischen Knochenauf- und -abbau gestört, der Knochen wird dünner und ist bei einem Sturz nicht mehr so gut vor einer Verletzung geschützt. Häufig genannt wird der Oberschenkelhalsbruch, doch auch die Hüftknochen, Wirbelkörper und Unterarmknochen werden dünner und können leichter brechen. Für Frauen mit vorzeitiger Menopause kann als Osteoporoseschutz deshalb die Einnahme von bioidentischem Östrogen sinnvoll sein. Östrogen hält aber nicht nur die Knochen fit, es schützt auch vor Arteriosklerose, Herz-Kreislauf-Erkrankungen und, wie bereits erläutert, Demenz.

Einfluss von Östrogen auf das Krebsrisiko

Durch künstlichen Hormonersatz sind Östrogene Ende des letzten Jahrhunderts sehr in Verruf geraten, vor allem hinsichtlich des Risikos für bestimmte Krebsarten. So werden synthetisches Östrogen und auch synthetisches Progesteron in Zusammenhang mit der Brustkrebsentstehung gebracht.

Offensichtlich haben Östrogene aber nicht nur Krebszellen-fördernde Wirkungen, sondern können auch vor Krebs schützen. Diskutiert wird unter anderem ein schnelleres Absterben von Krebszellen (Apoptose), wenn Östrogene wirken können. Außerdem senken Östrogene das Risiko für einige Krebsarten wie Darmkrebs, weil sie das Zellwachstum stoppen und entzündungshemmend wirken.

»SCHLECHTES« ÖSTROGEN

Bei manchen Abkömmlingen des Östrogens, besonders bestimmten Formen des Östrons, werden Zusammenhänge mit einem höheren Brustkrebsrisiko gesehen. So ließ sich in klinischen Studien eine Veränderung des Verhältnisses von 2- zu 16a-Hydroxyöstron mit einem höheren Brustkrebsrisiko in Verbindung bringen. Unter »schlechtem« Östrogen verstehen wir deshalb unter anderem das 16a-Hydroxyöstron. Besonders nach den Wechseljahren bildet das Fettgewebe vermehrt Östron. Übergewicht ist somit einer der Risikofaktoren für die Entstehung eines Mammakarzinoms.

SYMPTOME EINES ÖSTROGENMANGELS

Sinkt der Spiegel des wichtigsten weiblichen Geschlechtshormons, des Östrogens, so hat das Auswirkungen für den ganzen Körper. Wenn Sie folgende Symptome an sich beobachten, sollten Sie einen Rückgang der Östrogenproduktion als Ursache in Erwägung ziehen.

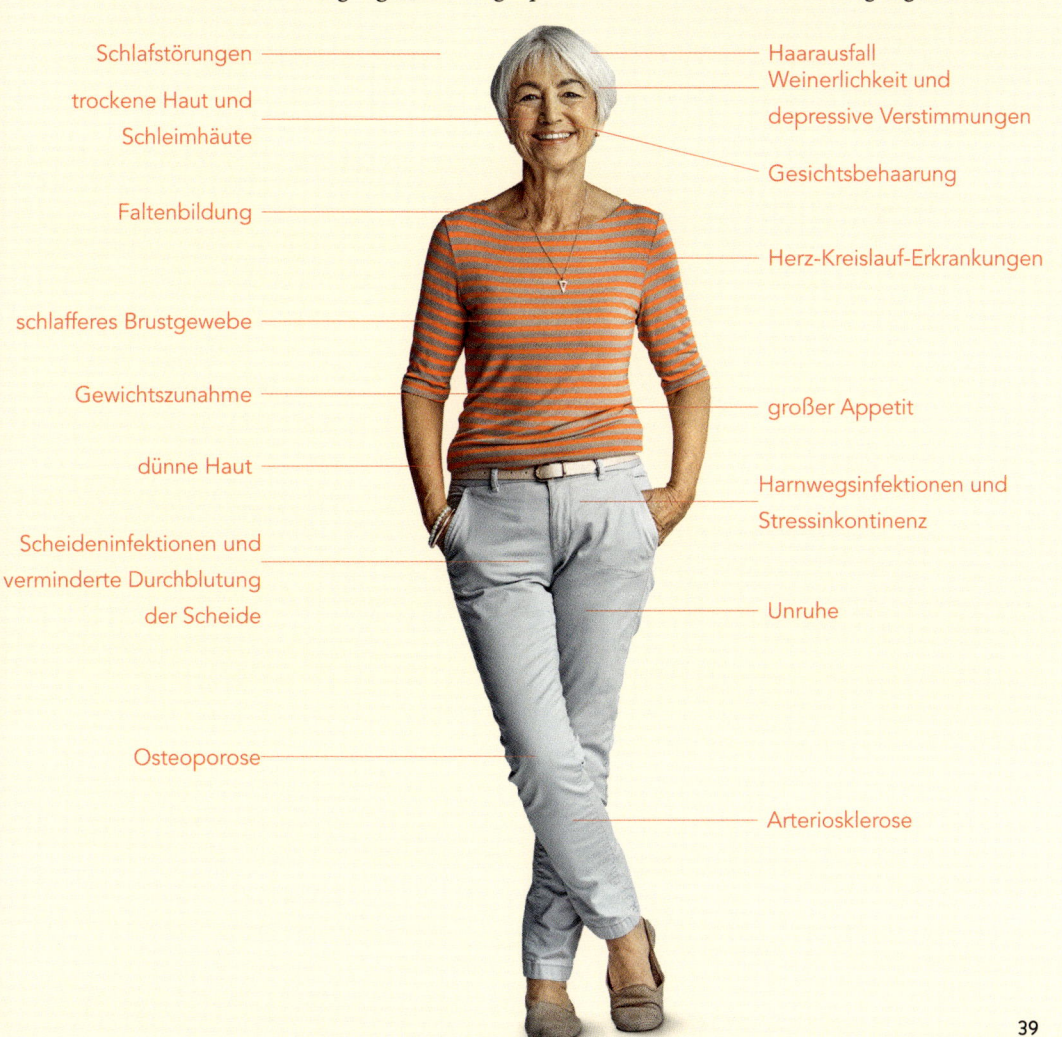

- Schlafstörungen
- trockene Haut und Schleimhäute
- Faltenbildung
- schlafferes Brustgewebe
- Gewichtszunahme
- dünne Haut
- Scheideninfektionen und verminderte Durchblutung der Scheide
- Osteoporose

- Haarausfall
- Weinerlichkeit und depressive Verstimmungen
- Gesichtsbehaarung
- Herz-Kreislauf-Erkrankungen
- großer Appetit
- Harnwegsinfektionen und Stressinkontinenz
- Unruhe
- Arteriosklerose

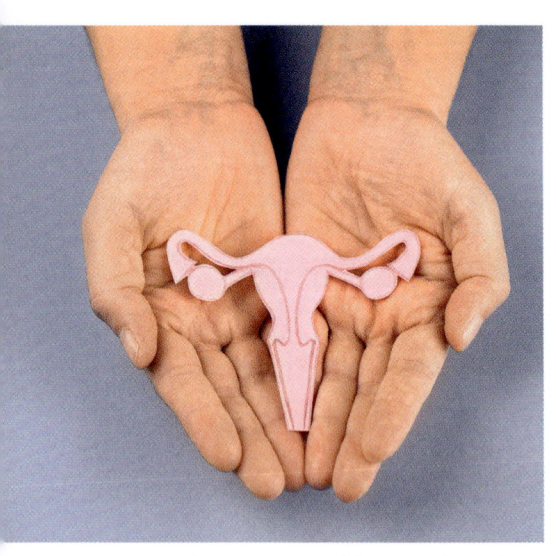

Heimstatt der Progesteronproduktion – nicht nur bei einer Schwangerschaft ist das Hormon wichtig.

PROGESTERON

Das andere wichtige weibliche Geschlechtshormon ist das Progesteron. Es kann die Östrogenwirkung ergänzen beziehungsweise verstärken, aber ebenso ausgleichen. Progesteron wird im Körper aus Cholesterin hergestellt. Das geschieht hauptsächlich in den Eierstöcken, und zwar in den Follikelzellen, in denen das Ei heranwächst. Im Anschluss an den Eisprung entsteht aus dem Follikel der Gelbkörper, der Progesteron bildet. Darum steigt nach dem Eisprung der Progesteronspiegel geradezu sprunghaft an. Das ist auch wichtig, denn die große Menge Progesteron bewirkt, dass die Gebärmutterschleimhaut umgebaut und auf eine Schwangerschaft vobereitet wird. Nur dann kann sich ein eventuell befruchtetes Ei sorglos einbetten und der Embryo kann gut gedeihen. Wurde das Ei befruchtet, bildet auch die Plazenta Progesteron. Bei einer Schwangeren kann das eine bis zu 300-fach erhöhte Menge sein. Wird das Ei hingegen nicht befruchtet, wie bei den meisten Zyklen im Leben einer Frau, sinkt der Progesteronspiegel wieder ab und die Monatsblutung setzt ein.

Entspannung, Schönheit und ein fitter Geist

Auch Progesteron wirkt systemisch im Körper und unterstützt unter anderem das Immunsystem, die Wirkung der Schilddrüsenhormone und den Knochen- und Fettstoffwechsel. Neben Östrogen fördert Progesteron den Knochenaufbau und senkt das Risiko für einige Krebserkrankungen. Auch und ganz besonders wichtig ist sein Vorkommen im Gehirn. Dort ist die Konzentration in bestimmten Zellen über zwanzigfach höher als im Blut. Schützend auf die Nervenzellen wirkt vor allem das im Gehirn aus Progesteron umgewandelte Allopregnanolon. Bei hohem Progesteronspiegel ist deshalb wahrscheinlich auch die Konzentrationsfähigkeit besser. Gleichzeitig bleiben wir entspannt, weil Progesteron an die gleichen Bindungsstellen andockt wie das Beruhigungsmittel Diazepam (Valium). Die Wirkung ist tatsächlich vergleichbar: Progesteron sorgt für Entspannung, Gelassenheit, weniger Ängstlichkeit, innere Ruhe und Ausgeglichenheit. Zusätzlich macht es uns abends müde, eine nicht unwichtige Eigenschaft, die erst dann ins Gewicht fällt, wenn der Progesteronspiegel in den Wechseljahren sinkt. Frauen leiden dann oft unter Schlafstörungen.

Progesteron ist also eine Art Alleskönner: Es ist eines der besten Anti-Stress-Mittel und ein Beauty-Booster noch dazu, denn es sorgt für festes Bindegewebe. Und nicht zuletzt fördert es die weibliche Lust.

WEITERE WICHTIGE HORMONE

Wir möchten hier ergänzend noch einige weitere Hormone vorstellen, so zum Beispiel das Bindungshormon Oxytocin und die männlichen Hormone, die der weibliche Körper auch produziert. Sie fördern bei uns Frauen unter anderem das Durchsetzungsvermögen.

Oxytocin

Oxytocin wird in einem Gehirnareal, der Hypophyse, gebildet. Es löst bei Schwangeren die Wehen aus, und wenn das Baby auf der Welt ist, bei der Mutter den Milcheinschuss. Hohe Oxytocinspiegel werden bei stillenden Müttern gemessen, aber auch bei Menschen – Männern und Frauen –, die Hautkontakt und Sex haben. Der Stoff ist deshalb auch als »Kuschelhormon« bekannt. Parallel zu einem hohen Oxytocinspiegel sinkt der Spiegel des Stresshormons Cortisol im Körper.

DHEA

Hormone, die bei uns Frauen in den Eierstöcken und in der Nebennierenrinde gebildet werden, sind Testosteron, Androstendion sowie deren Vorstufe Dehydroepiandrosteron (DHEA). Sie beeinflussen die weibliche Libido, Durchsetzungskraft und Vitalität und sorgen für mehr Durchhaltevermögen. DHEA gilt als Anti-Aging-Hormon. Dazu passt, dass seine Spiegel zwischen dem 20. und 30. Lebensjahr am höchsten sind. DHEA wirkt positiv auf das Herz-Kreislauf-System, das Gehirn, die Kraftzentren der Zellen, die sogenannten Mitochondrien, und es baut Fettgewebe ab, Muskeln auf und stärkt die Knochen. DHEA sorgt für einen guten Schlaf, höhere Stresstoleranz und eine ausgeglichene Stimmung.

Auf Schilddrüsenhormone achten

Es gibt noch viele andere Hormone wie die Schilddrüsenhormone oder das Insulin, durch die die Vorgänge in unserem Körper gesteuert werden. Ihre Spiegel sind aber nicht so großen Schwankungen unterworfen, wie es bei den Geschlechtshormonen im Laufe des Lebens einer Frau der Fall ist. Trotzdem kann es wichtig sein, vor allem die Schilddrüsenhormone in den Wechseljahren checken zu lassen, denn sie haben einen direkten Einfluss auf die Sexualhormone – und umgekehrt. So macht Progesteron den Schilddrüsenrezeptor empfindlicher, und eine Östrogendominanz kann die Funktion der Schilddrüse negativ beeinflussen.

DIE PHASEN DER HORMONUMSTELLUNG

Man unterscheidet im Zusammenhang mit den weiblichen Wechseljahren drei Phasen:
- die Perimenopause – die frühe Zeit der Hormonschwankungen, die bei vielen Frauen schon mit Ende 30 beginnt
- die Menopause, das heißt die letzte Periodenblutung
- sowie die Postmenopause, also die Zeit, in der die Hormonproduktion allmählich ganz eingestellt wird

Perimenopause

Bereits ab dem 35. Lebensjahr treten bei den meisten Frauen sogenannte anovulatorische Zyklen auf, das heißt, dass der Eisprung nicht mehr hundertprozentig zuverlässig stattfindet. Die Blutungen müssen nicht vollständig ausbleiben, sie können einfach nur schwächer sein, sodass diese anovulatorischen Zyklen oft gar nicht bemerkt werden. Für das Gleichgewicht der Geschlechtshormone, also Östrogen und Progesteron, bedeutet das Folgendes: Ein Follikel ohne heranwachsendes Ei stellt nicht mehr so viel oder gar kein Progesteron her. Östrogen aber wird weiterhin fleißig produziert. Das führt dazu, dass im Körper aufgrund des Progesteronmangels nun eine sogenannte Östrogendominanz herrscht. Die Phase, in der es schon früh, also mit Ende 30 oder in den 40er-Jahren zu einem solchen Hormonungleichgewicht kommt, wird als Perimenopause bezeichnet.

PROGESTERONMANGEL UND ÖSTROGENDOMINANZ

In dieser Zeit steht der Progesteronmangel beziehungsweise die Östrogendominanz im Vordergrund. Eventuelle Beschwerden sind darauf zurückzuführen, werden jedoch häufig nicht mit den Hormonen und ihren Schwankungen in Verbindung gebracht. Oft rennen Frauen darum mit ihren Problemen von einem Arzt zum nächsten und niemand findet des Rätsels Lösung. Die Hormonproduktion in den Eierstöcken wird meist erst viel später eingestellt. Dann sind die Beschwerden vorwiegend auf einen Östrogenmangel (**siehe Seite 39**) zurückzuführen.

Zu den Symptomen, die in der Perimenopause durch Progesteronmangel beziehungsweise Östrogenüberschuss ausgelöst werden können, gehören:
- Zwischenblutungen
- eine stärkere oder verlängerte Periode
- verstärktes Wachstum der Gebärmutterschleimhaut
- Wachsen von gutartigen Tumoren (Myomen) in der Gebärmutter
- Kurzatmigkeit bei Belastung
- starke Stimmungsschwankungen
- Kopfschmerzen, Migräne
- Müdigkeit und Schlafstörungen
- Verdauungsprobleme, Neigung zu Blähungen
- Gewichtszunahme
- Wassereinlagerungen
- permanente Muskelanspannung

HORMONE BESTIMMEN UNSER LEBEN

- nächtliches Zähneknirschen
- erhöhtes Risiko für Krebs wie Brust- und Eierstockkrebs
- erhöhtes Risiko für Autoimmunerkrankungen wie Hashimoto-Thyreoiditis
- erhöhte Allergieneigung
- Verstärkung von Asthma
- Gereiztheit und geringe Stresstoleranz

PERIMENSTRUELLES ASTHMA

Viele Asthmatikerinnen kennen das perimenstruelle Asthma. Dabei lösen die erhöhten Östrogenspiegel vor der Periode bei Asthmatikerinnen häufigere und/oder schwerere Anfälle aus. Dieses hormongetriggerte Problem kennen auch schwangere Asthmatikerinnen. Stellen Sie fest, dass sich Ihr Asthma in der Mitte des Lebens verschlechtert, dann sprechen Sie Ihren Allergologen oder behandelnden Arzt auf das Thema Hormone an. Es kann sich lohnen, die Allergie- oder Asthmamedikamente an den veränderten hormonellen Zustand anzupassen. Nehmen Sie als Asthmapatientin Hormone wie die Pille ein, kann die Bestimmung des Basis-Hormonspiegels sinnvoll sein, um zu wissen, ob bei Ihnen eventuell eine Östrogendominanz besteht.

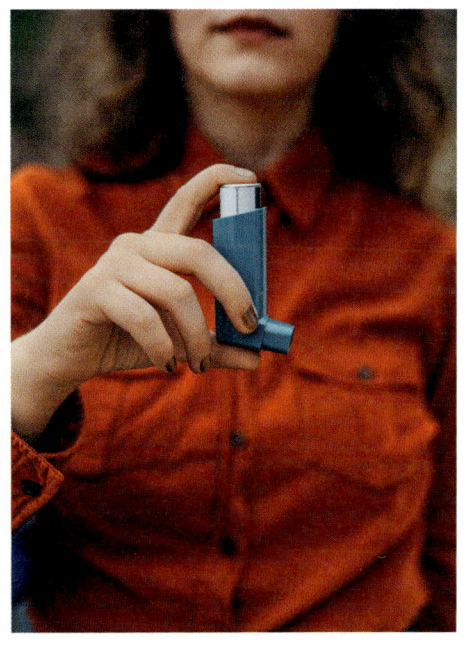

Vielfältige Zusammenhänge: Schwankende Hormonspiegel können schwere Asthmaanfälle auslösen.

KOPFSCHMERZEN UND MIGRÄNE IN DER PERIMENOPAUSE

Auch durch Östrogendominanz ausgelöste oder verstärkte Kopfschmerzen und Migräne sind ein wichtiges Thema in der Perimenopause. Die Anfälle können sich häufen oder intensiver auftreten. Bei Progesteronmangel kann die vorübergehende Gabe eines Progesteronpräparates helfen.

Magnesiumreiche Lebensmittel wie Nüsse, Samen, Hülsenfrüchte sollten jetzt vermehrt auf dem Speiseplan stehen. Zusätzlich kann Magnesium als Nahrungsergänzungsmittel der Verkrampfung der Gefäßmuskulatur entgegenwirken. Gefördert wird die Östrogendominanz beziehungsweise der Progesteronmangel auch durch Stress und Alkohol. »Pregnenolondiebstahl« nennt sich ein Vorgang, bei dem in stressigen Phasen im Körper zur Produktion des Stresshormons Cortisol wichtige Stoffe für die Progesteronbildung stibitzt werden und es folglich zu einem Progesterondefizit kommt. Östrogen wird zudem genauso wie Alkohol in der Leber abgebaut. Bei regelmäßigem Alkoholgenuss wird der Östrogenabbau jedoch zugunsten des Alkohols blockiert. Die logische Folge ist ein Östrogenüberschuss.

Menopause

Menopause ist ein irreführendes Wort. Es bezeichnet die letzte Periodenblutung, und zwar rückblickend nach einem Jahr. Also ein Jahr keine Menstruation – letzte Menstruation = Menopause. Da man natürlich zum Zeitpunkt der letzten Blutung noch nicht weiß, dass es das letzte Mal gewesen ist, kommt der Abschied der fruchtbaren Zeit für viele Frauen schleichend. Vor allem für diejenigen, die nicht über ihre Periode Buch führen. Das sind die allermeisten, sie stellen irgendwann fest, dass die Tage schon eine ganze Weile lang ausgeblieben sind und die Menopause somit bereits hinter ihnen liegt. Auch unter psychologischen Aspekten, zu denen das Thema Abschied und Loslassen gehört, für viele eine schwierige Situation.

ENDE DER FRUCHTBAREN ZEIT

Die Hormonschwankungen fangen bei vielen Frauen, wie wir gesehen haben, schon vor der Menopause, also lange vor dem Ende der Menstruation an. Östrogen- und Progesterospiegel sinken dauerhaft ab. Ab der Menopause werden in den Eierstöcken fast gar keine Geschlechtshormone mehr gebildet, sodass kein Zyklus mehr aufrechterhalten werden kann. Ab diesem Zeitpunkt muss deshalb endgültig nicht mehr verhütet werden. Für viele Frauen ist es eine große Erleichterung, sich über dieses Thema nach so vielen Jahren keine Gedanken mehr machen zu müssen. Oft wird der Sex dann freier erlebt.

Nach der Menopause

Nach der Menopause sinken die Hormonspiegel noch weiter. Manche merken das mehr, andere weniger. Ein Drittel der Frauen hat jetzt keinerlei Beschwerden. Von den zwei Dritteln der Frauen, die unter Wechseljahressymptomen leiden, hat ein Drittel besonders heftige Probleme. Wie man selbst die Wechseljahre erleben wird, kann genetisch bedingt sein. Wie ging es der Mutter, der Großmutter? Mit den weiblichen Verwandten über diese Zeit zu sprechen, kann interessant sein. Fragen Sie, wenn möglich, auch einmal, wie alt Ihre Mutter gewesen ist, als sie in die Wechseljahre gekommen ist.
Wie Sie Ihre Wechseljahresbeschwerden am besten in den Griff bekommen, erläutern wir Ihnen im nächsten Kapitel.

DAS ENDOKRINE SYSTEM

Das endokrine System besteht aus Organen und Drüsen, die Hormone freisetzen und somit für zahlreiche Vorgänge in unserem Körper verantwortlich sind. Zu den Hormonen des endokrinen Systems gehören unter anderen Östrogen, Testosteron und Schilddrüsenhormone.

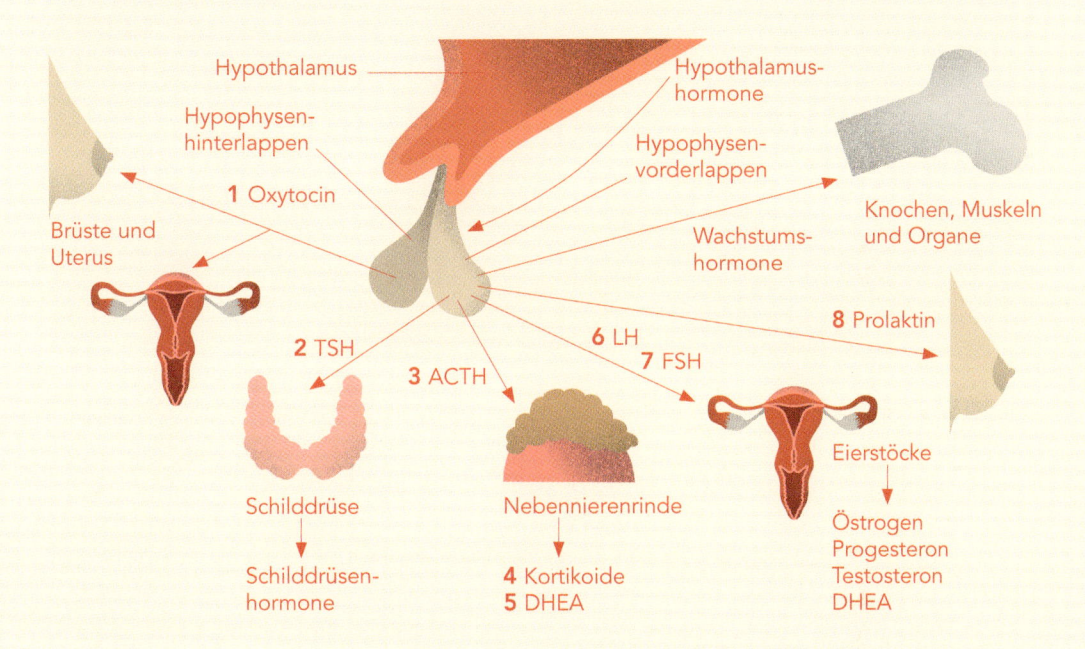

Hypothalamus
Hypophysenhinterlappen
1 Oxytocin
Brüste und Uterus
2 TSH
3 ACTH
Schilddrüse
Schilddrüsenhormone
Hypothalamushormone
Hypophysenvorderlappen
Wachstumshormone
6 LH
7 FSH
Knochen, Muskeln und Organe
8 Prolaktin
Nebennierenrinde
4 Kortikoide
5 DHEA
Eierstöcke
Östrogen
Progesteron
Testosteron
DHEA

1. Oxytocin: löst bei einer Geburt Wehen aus, stimuliert die Brustdrüsen zur Milchabgabe

2. TSH (Thyreoidea-stimulierendes Hormon): stimuliert die Produktion von Hormonen in der Schilddrüse

3. ACTH (adrenocorticotropes Hormon): stimuliert die Hormonproduktion in den Nebennieren

4. Kortikoide: starke Entzündungshemmer, spielen in der Blutzuckerregulation, im Mineralstoffwechsel und im Wasserhaushalt des Körpers eine wichtige Rolle

5. DHEA (Dehydroepiandrosteron): Vorstufe der Sexualhormone, auch als Jungbrunnenhormon bezeichnet

6. LH (luteinisierendes Hormon): steuert die Hormonabgabe aus den Eierstöcken und fördert so den Eisprung und die Gelbkörperbildung (Luteinisierung)

7. FSH (Follikel-stimulierendes Hormon): fördert die Produktion der Östrogene in den Eierstöcken und steuert den Menstruationszyklus

8. Prolaktin: regt die Milchdrüsen der Brust an

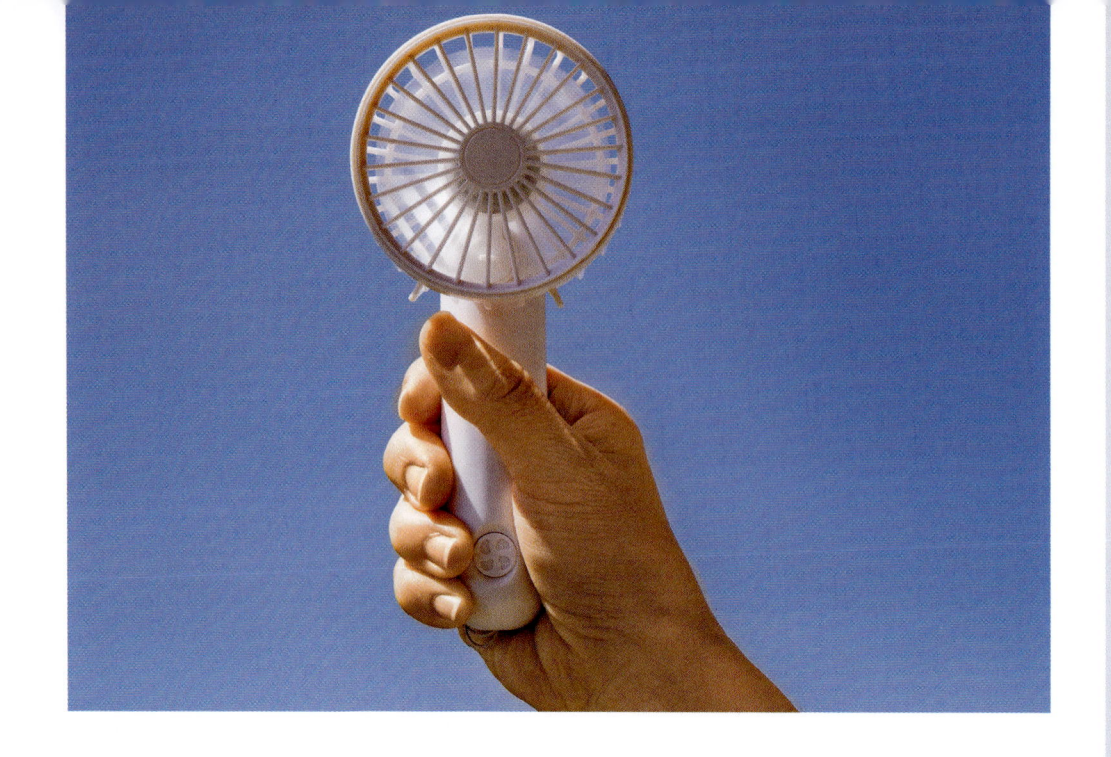

BESCHWERDEN EFFEKTIV BEKÄMPFEN

Nach der Menopause stehen die Auswirkungen des Östrogenmangels (**siehe Seite 39**) immer mehr im Vordergrund. Hitzewallungen sind dann oft das erste Symptom, das Frauen mit den Wechseljahren in Verbindung bringen. Sie können bei manchen Frauen noch bis zu zehn Jahren nach der letzten Regelblutung auftreten. Hinzu kommen häufig Schlafstörungen. Und dabei bedingt das eine das andere. Es ist ja naheliegend, dass man schlecht schläft, wenn man mehrmals in der Nacht durchgeschwitzt ist und vielleicht sogar das Nachthemd, den Schlafanzug oder das Laken wechseln muss. Wie Sie häufige und stark belastende Wechseljahresbeschwerden mit natürlichen Mitteln und einer angepassten Ernährung bekämpfen können, zeigen wir Ihnen auf den nächsten Seiten.

HITZEWALLUNGEN

Hitzewallungen treten bei 90 Prozent aller Frauen in den Wechseljahren auf. So individuell wie jede Frau ist, so verschieden ist die Ausprägung der Hitzeanfälle. Sie können wenige Sekunden oder auch mehrere Minuten dauern, tagsüber oder nachts auftreten, nur zweimal oder bis zu zwanzigmal am Tag. Manche Frauen spüren einen Flash über dem Brustkorb, am Hals und/oder über das ganze Gesicht. Schwitzen, eine stark gerötete Haut, Herzrasen, Schwindel, Kurzatmigkeit – das alles gehört dazu. Gerade beim ersten Mal können viele Frauen gar nicht einschätzen, was gerade in ihrem Körper passiert. Und das ist häufig sehr beunruhigend.

Verwirrter Temperaturregler

Im Gehirn gibt es einen Temperaturregler, der durch das fehlende Östrogen durcheinandergerät. Im übertragenen Sinne ist der Thermostat an der Heizung außer Rand und Band, sodass diese unabhängig von der Tageszeit feuert. Gegen nächtliches Schwitzen hilft es einigen Frauen, warm zu schlafen, um den Körper zu überlisten: Wenn er schon warm ist, muss er den Thermostat nicht noch weiter hochfahren. Anderen hilft hingegen das ungeheizte Schlafzimmer. Wie gesagt, Hitzewallungen sind so individuell wie die Person, zu der sie gehören.
Es kann allgemein helfen, weniger oder keinen Kaffee, schwarzen Tee und Alkohol zu trinken. Diese Getränke regen den Kreislauf an, sind blutdrucksteigernd, erweitern die Gefäße und begünstigen Hitze. Auch stark gewürzte, heiße und schwer verdauliche Speisen sind eine zusätzliche Belastung für den Körper.

Was hilft?

Wir empfehlen gegen übermäßiges Schwitzen drei bis fünf Tassen frischen Salbeitee täglich. Die ätherischen Öle im Salbei hemmen die Schweißproduktion.
Weitere hilfreiche Maßnahmen sind: Abwechselnd heiße und kalte Fußbäder, Ganzkörperwechselduschen oder heißes und kaltes Abbrausen von Unterarmen und Unterschenkeln im Wechsel. Diese Wechselanwendungen trainieren den Körper, sich auf schwankende Temperaturreize einzustellen. Akupunktur aus der Traditionellen Chinesischen Medizin (TCM) hat sich ebenfalls bewährt. Auch Abnehmen kann helfen, da übergewichtige

SELBSTVERSUCH

Scharfe Gewürze wie Chili und Ingwer sowie der Genuss von Kaffee, Alkohol und weißem Zucker können Hitzewallungen und nächtliches Schwitzen in den Wechseljahren verstärken. Starten Sie doch einen Selbstversuch, indem Sie diese Produkte eine Zeit lang weglassen, und beobachten Sie, ob Ihre Beschwerden sich dadurch bessern.

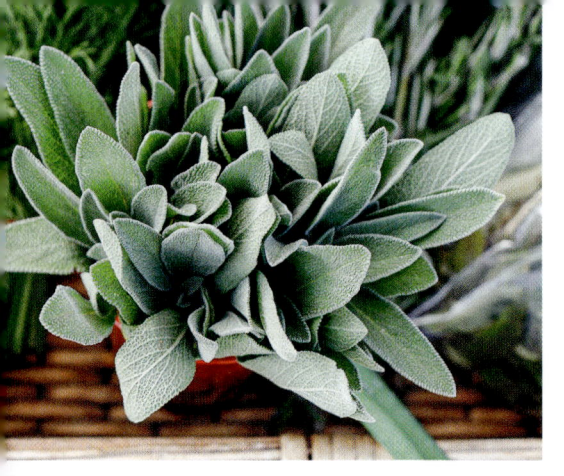

Wertvolles Heilkraut: Salbei wirkt antibakteriell und bremst Entzündungen sowie die Schweißbildung.

Menschen auch bei leichter Anstrengung oft schnell schwitzen. Darüber hinaus sollten Sie in jedem Fall auf eine ballaststoffreiche Ernährung mit viel grünem Gemüse und Sojaprodukten (**siehe Seite 29**) setzen.

KÜHLENDE GEWÜRZMISCHUNG MIT SALBEI

Bei Wechseljahresbeschwerden greift Salbei direkt am »verwirrten« Wärmezentrum an. Er wirkt vermutlich direkt auf die Schweißdrüsen und parallel auch auf deren Steuerungszentrale. Mischen Sie je 1 EL gemahlenen Salbei, getrockneten Oregano, Zwiebel-, Knoblauch- und Zimtpulver, gemahlene Kurkuma und Kreuzkümmel in einer Schüssel und geben Sie in jede Hauptmahlzeit 1 TL der Mischung hinzu.

FALTIGE HAUT UND DÜNNE HAARE

Östrogen sorgt dafür, dass Wasser in den Zellen gebunden wird. Das betrifft Haut und Schleimhäute gleichermaßen. Unter Östrogeneinfluss bleibt die Haut prall und faltenfrei, die Schleimhäute bleiben ausreichend feucht. Absinkende Östrogenspiegel bemerken viele Frauen daran, dass die Gesichtscreme, die sie jahrelang benutzt haben, nicht mehr genügend Feuchtigkeit bietet. Die Gesichtshaut spannt plötzlich, sie schuppt, wird dünner und faltiger. Auch die Schleimhäute sind weniger elastisch, das Bindegewebe leidet, Cellulite kann sich verschlechtern. Zudem werden die Haare spröde und dünnen aus. Auch in der Perimenopause können diese Symptome bei niedrigem Östrogenspiegel schon auftreten.

Was hilft?

Mit der richtigen Ernährung können Sie jedoch gegensteuern und sich Ihr frisches Aussehen bewahren. Setzen Sie auf eine Ernährung, die reich ist an Phytoöstrogenen (**siehe Seite 29**). Auch Spurenelemente, Antioxidanzien und Vitamine sind jetzt die besten Freunde für Haut, Haare und Nägel. Sie unterstützen die Arbeit der Zellen, sorgen für den Abtransport von Stoffwechselprodukten sowie dafür, dass Wasser in der Haut und den Schleimhäuten gebunden wird. Wir empfehlen folgende Lebensmittel, die besonders viele wertvolle Inhaltsstoffe enthalten:

BESCHWERDEN EFFEKTIV BEKÄMPFEN

EISENREICH ESSEN GEGEN HAARAUSFALL

Eisenmangel kann unter anderem zu Haarausfall führen. Lassen Sie in diesem Fall bei Ihrem Hausarzt den Blutwert des Speichereisens – nicht einfach den Eisenwert – bestimmen. Dieser sogenannte Ferritinwert, der angibt, wie gut die Eisenspeicher im Körper gefüllt sind, sollte mindestens bei 80 µg/l liegen. Eisenhaltige Lebensmittel sind Kürbis, Spinat und Speisepilze.

- Obst (wie Äpfel, Zitrusfrüchte) ist sehr vitaminreich, es enthält die Vitamine B, C und E
- Salat liefert B-Vitamine, Vitamin C und E, Beta-Karotin, Eisen, Kupfer, Mangan, Zink
- Spargel enthält die Vitamine A, B, C und E und Silizium
- Spinat punktet mit Vitamin A, C und E sowie Eisen, Mangan und Protein

Symbol für Jugend und Vitalität. Der Abschied vom vollen Haar trifft viele Frauen besonders schwer.

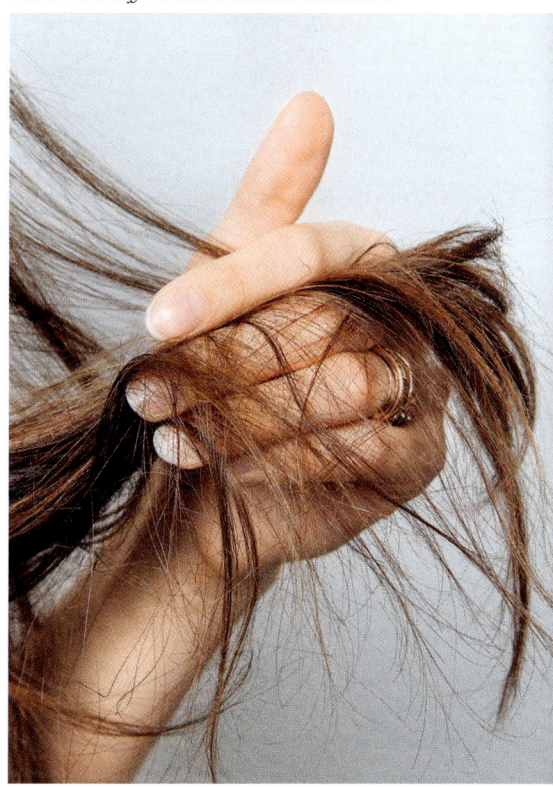

- Avocado enthält die Vitamine A, B_7, C, E sowie große Mengen an Omega-3-Fettsäuren
- Beeren (Heidelbeeren, Erdbeeren, Himbeeren) enthalten die Vitamine A, C und E sowie Mangan
- Erbsen sind reich an Eisen, Kupfer, pflanzlichem Protein und Vitamin C
- Gurken verfügen über B-Vitamine, Vitamin C, K sowie Eisen
- Kürbis enthält Beta-Karotin, Eisen und Vitamin C
- Möhren enthalten reichlich Vitamin A, B_2, C, E, Beta-Karotin und Mangan
- Oliven sind ebenfalls reich an Omega-3-Fettsäuren, Beta-Karotin und Vitamin E
- rote Paprika beinhaltet den hautschützenden Pflanzenfarbstoff Lycopin sowie reichlich Vitamin C

NATÜRLICHE INHALTSSTOFFE FÜR DIE SCHÖNHEIT

Unsere Lebensmittel versorgen uns mit zahlreichen wertvollen Nährstoffen für Wohlbefinden, Gesundheit und Schönheit. Die wichtigsten wollen wir Ihnen hier kurz vorstellen.

VITAMIN A (RETINOL)

Verlangsamt den Alterungsprozess der Haut. Reichlich enthalten in:
- Möhren
- Eiern
- Petersilie

B-VITAMINE

Vitamin B_1 (Thiamin) ist wichtig für starke Nerven. Reichlich enthalten in:
- Hülsenfrüchten
- Nüssen, vor allem in Walnusskernen
- Quark
- Schalentieren

Vitamin B_2 (Riboflavin) ist wichtig für den Energiestoffwechsel. Reichlich enthalten in:
- Milchprodukten
- Vollkornprodukten

Vitamin B_6 (Pyridoxin) ist wichtig für das Immunsystem. Reichlich enthalten in:
- allen Kohlsorten
- Kartoffeln
- Schalentieren
- Milchprodukten wie Quark, griechischem Joghurt

Vitamin B_{12} (Cobalamin) ist wichtig für die Blutbildung. Reichlich enthalten in:
- Fleisch
- Milchprodukten
- Fisch
- Sauerkraut
- Austern

VITAMIN C

Vitamin C beugt Altersflecken vor, hilft beim Kollagenaufbau des Bindegewebes und stärkt das Immunsystem (**siehe Seite 56**). Reichlich enthalten in:
- Acerolakirschen
- roter Paprika
- Brokkoli
- Orangen

VITAMIN E (TOCOPHEROL)

Vitamin E hat eine antioxidative Wirkung als Fänger von freien Radikalen. Es schützt die Haut vor schädlichem Stress, außerdem pflegt es das Herz und das Immunsystem. Vitamin E kann nur von Pflanzen hergestellt werden.

Reichlich enthalten in:
- pflanzlichen Ölen wie Sonnenblumen- und Weizenkeimöl
- Haselnüssen und Mandeln
- Tomaten

VITAMIN H (BIOTIN)

Biotin ist für eine glatte Haut, kräftige Haare und gesunde Fingernägel essenziell. Die DGE (Deutsche Gesellschaft für Ernährung) empfiehlt täglich 30 bis 60 Mikrogramm Biotin. Durch eine abwechslungsreiche und vollwertige Ernährung kann dieser Tagesbedarf in der Regel gedeckt werden. Bei einem Biotinmangel werden die Fingernägel brüchig, das Haar wird spröde und verliert seinen Glanz. Reichlich enthalten in:
- Eiern
- Nüssen
- Haferflocken
- Leber und Lebertran

VITAMIN K_2 (MENACHINON)

Vitamin K_2 ist wichtig für stabile Knochen. Reichlich enthalten in:
- Sojabohnen
- Kichererbsen

FLAVONOIDE (VITAMIN P)

Flavonoide sind sekundäre Pflanzenstoffe, die in vielen Obst- und Gemüsesorten vorkommen. Sie geben dem Obst oder Gemüse oft die Farbe und schützen die Pflanzen vor schädlichen Umwelteinflüssen. Diesen Schutz können wir uns zu eigen machen, wenn wir diese Lebensmittel essen. In vielen Studien ist die antioxidative Wirkung von Flavonoiden belegt. Sie binden freie Radikale und beugen dadurch Krebs vor. Sehr wahrscheinlich wirken sie auch antibakteriell und antiviral. Sehr wirkungsvoll ist dies zu sehen beim Einsatz von Cranberrys bei Harnwegsinfekten (Blasenentzündung). Reichlich enthalten in:
- gelber Paprika
- Roten Beeten
- Rotkohl
- Äpfeln
- Cranberrys

COENZYM Q10

Das Coenzym Q10 (Ubichinon-10) verbessert die Energieproduktion, reduziert oxidativen Stress und stärkt das Immunsystem. Bei einer ausgewogenen Ernährung ist im Normalfall keine Ergänzung mit Nahrungsergänzungsmitteln, die Q10 enthalten, notwendig. Reichlich enthalten in:
- Vollkorn
- Weizenkeimen
- Brokkoli
- Sojabohnen
- grünen Bohnen
- Spinat
- Walnüssen (auch als Öl)
- Mandeln (auch als Öl)
- Fleisch
- Makrelen
- Sardinen

SILIZIUM

Das Spurenelement Silizium ist für die Bildung von Knorpel und Bindegewebe, vor allem der Bindegewebsfasern Kollagen und Elastin, unverzichtbar. Und was gut für ein straffes Bindegewebe ist, wirkt auch Cellulite entgegen. Silizium sorgt für glänzende Haare, starke Nägel und eine glatte Haut, weil es die Feuchtigkeit in den Hautzellen bindet. Silizium gilt als DER Wasserspeicher der Haut. Reichlich enthalten in:

- Hirse
- Kartoffeln
- Spinat
- Erbsen
- Paprika
- Birnen
- Weintrauben
- Bananen
- Mineralwasser

MANGAN

Mangan ist ein Spurenelement, das in vielen Enzymen enthalten ist und als unverzichtbar für die Energiebereitstellung auf Zellebene gilt. Außerdem ist es wichtig beim Aufbau von Bindegewebe, Knorpel und Knochen. Es kurbelt den Stoffwechsel an und beugt einer Bindegewebsschwäche, Cellulite, vor. Mangan kommt vor allem in pflanzlichen Lebensmitteln vor. Reichlich enthalten in:

- Haferflocken
- Leinsamen
- Reis
- Kresse
- Hülsenfrüchten
- Nüssen
- grünem Blattgemüse
- Heidelbeeren
- Trockenpflaumen
- Knoblauch

EISEN

Eisen ist ein lebensnotwendiges Spurenelement, das mit der Nahrung aufgenommen werden muss. Es ist Bestandteil des Farbstoffs Hämoglobin der roten Blutkörperchen und darum für den Sauerstofftransport im Blut wichtig. Fehlt dem Körper Eisen, kann eine Blutarmut, eine sogenannte Eisenmangelanämie auftreten. Auch für Muskeln und verschiedene Organe ist Eisen wichtig. Es wird im Zwölffingerdarm und Dünndarm aus der Nahrung resorbiert. Eisenmangel kann für Haarausfall, rissige Nägel und spröde Mundwinkel verantwortlich sein. Während der Periode, in der Schwangerschaft und auch in den Wechseljahren ist es besonders wichtig, auf eine ausreichende Eisenversorgung zur Blutbildung beziehungsweise für die Versorgung des Babys zu achten. Vor allem bei Vegetarierinnen und Veganerinnen besteht oft eine Unterversorgung, weil auf das eisenhaltige Fleisch verzichtet wird. Reichlich enthalten in:

- Lauchzwiebeln
- Kürbissen und Kürbiskernen
- Leinsamen

- Quinoa
- Haferflocken
- Spinat
- Pilzen
- Pistazien
- Amarant
- Ingwer

KUPFER

Kupfer ist notwendig für die Aufnahme und den Transport von Eisen. Außerdem schützt das Spurenelement als Antioxidans vor freien Radikalen und stärkt Knochen, Haut und Haare. Kupfer gilt als »Trainer des Bindegewebes« und wirkt in diesem Sinne einer Cellulite entgegen. Darüber hinaus wirkt es entzündungshemmend. Kupfer kann der Körper selbst nicht herstellen, darum muss es von außen regelmäßig zugeführt werden. Die tägliche Menge sollte bei 1 bis 1,5 mg Kupfer liegen. Reichlich enthalten in:

- Vollkornprodukten
- Hülsenfrüchten
- Nüssen
- Samen
- Kakao
- Leber

ZINK

Das Spurenelement Zink schmeichelt nicht nur Haut und Haaren, sondern stärkt auch das Immunsystem. Für die Hormonbalance ist Zink unverzichtbar. Wer schön sein möchte, den unterstützt Zink ebenfalls, weil es

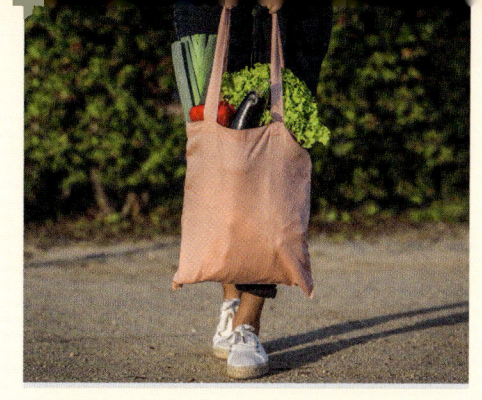

Einkauf für die Schönheit: Obst und Gemüse sind gesunde Beauty-Booster.

hilft, wertvolle Omega-3-Fettsäuren zu verstoffwechseln. Das sorgt für glatte Haut und eine gute Kollagenbildung. Auch wenn Zink vor allem in Fleisch und Fisch in großen Mengen enthalten ist, so müssen Vegetarierinnen und Veganerinnen nicht auf das Spurenelement verzichten, da es auch viele pflanzliche Quellen gibt. Ein Mangel an Zink macht sich durch Haarausfall, Appetitlosigkeit und Infektanfälligkeit bemerkbar. Wunden können schlechter heilen.

Zink kann leicht über- oder unterdosiert werden. Über die Nahrung ist eine Überdosierung unwahrscheinlich, Vorsicht aber vor hohen Zinkdosen als Nahrungsergänzungsmittel. Eine Überdosierung kann zu Bauchschmerzen, Durchfall und Übelkeit führen. Reichlich enthalten in:

- Fleisch und Fisch
- Hafer
- grünen Erbsen und Linsen
- Sonnenblumenkernen
- Käse

HÜFTGOLD

Die unfreiwillige Gewichtszunahme vor allem ab dem 40. Geburtstag ist für viele Frauen ein Dauerthema. Einige haben jedoch auch Glück und können ihr Gewicht halten. Das kann den Genen zu verdanken sein, auch wenn wir heute wissen, dass sie eine wesentlich geringere Rolle spielen, als man jahrzehntelang dachte. Auch Frauen, die über viele Jahre regelmäßig Sport getrieben haben, halten oft ihr Gewicht, weil ihre Muskelmasse in der Fettverbrennung super trainiert ist. Und auch wer immer schon einen hohen Grundumsatz und damit guten Stoffwechsel hatte, muss sich meist keine großen Sorgen machen. Für alle, die nicht zu einer dieser Gruppe gehören, gilt aber: Weniger ist mehr!

Reduzierter Kalorienbedarf

Der Körper braucht spätestens mit Ende der Periode, also ab der Menopause, weniger Kalorien. Wir sprechen hier über rund 300 Kalorien pro Tag, die allein deshalb nicht mehr benötigt werden, weil die Vorbereitung des Körpers auf eine eventuelle Schwangerschaft wegfällt. Dazu gehört die Energie für das regelmäßige Heranwachsen der Eizelle, für den Eisprung und die Umwandlung des Follikels in den Gelbkörper sowie für den Aufbau der Gebärmutterschleimhaut, damit sich ein befruchtetes Ei einnisten kann. Wenn dann keine Schwangerschaft vorliegt, wird die Energie für den Abbau der Gebärmutterschleimhaut, also die Periodenblutung, benötigt.

Wassereinlagerungen und neue Fettverteilung

Ein ausbalancierter Östrogenspiegel steigert den Stoffwechsel und ist wichtig für eine ausgeglichene Energiebilanz. Gerade darum nehmen Frauen oft zu, wenn die Östrogenwerte abfallen, das Gleichgewicht der Hormone also ins Schwanken gerät.
Bei Frauen in der Perimenopause, bei denen die Hormonschwankungen schon sehr früh beginnen, kann eine Östrogendominanz zu Wassereinlagerungen in Armen, Bauch und Beinen sowie zu einer Fettumverteilung führen. Vor allem das sogenannte Bauchfett, das auch als viszerales Fett bezeichnet wird und für den Körper besonders schädlich ist (**siehe Seite 26**), kann zunehmen. Der mit einer Östrogendominanz einhergehende Progesteronmangel wirkt zudem auf die Schilddrüse und ein Mangel an Schilddrüsenhormon ist oft mit einem niedrigen Grundumsatz verbunden.

Weniger Muskelmasse – weniger Verbrauch

Auch das DHEA (**siehe Seite 41**) beeinflusst das Gewicht. Da DHEA, das unter anderem für den Muskelaufbau gebraucht wird, ab dem 40. Lebensjahr bei Frauen und Männern absinkt, verringert sich die Muskelmasse. Besitzt man weniger Muskeln, behält aber seine tägliche Gesamtkalorienmenge bei, sammeln sich die nicht verbrauchten Kalorien im Laufe der Jahre auf den Hüften und in anderen Fettdepots im Körper an.

Hormongesteuert: Hunger, Heißhunger und Sättigung

Vor allem zwei Hormone steuern den Hunger: Ghrelin und Leptin. Das »Hungerhormon« Ghrelin wird in der Magenschleimhaut, den Nieren und in der Bauchspeicheldrüse gebildet. Weil es auch direkt im Gehirn wirkt, kann es neben dem Hungergefühl auch noch andere Reaktionen hervorrufen: Es kann Angstgefühle dämpfen, die Stimmung beeinflussen und sogar einer Depression vorbeugen. Es steuert darüber hinaus das Ernährungsverhalten und den Schlaf.

Leptin ist hingegen das »Sättigungshormon«. Es wird im Fettgewebe gebildet und gelangt über das Blut ins Gehirn. Die Gefühle Hunger oder Sättigung werden also zentral ausgelöst. Leptin ist außerdem ein Fettkiller. Indem es Fettzellen dazu bringt, Energie bereitzustellen, schrumpfen diese. In den Wechseljahren entsteht häufig eine Leptinresistenz, die Zellen reagieren nicht mehr auf das Sättigungshormon. Somit ist der Hunger ständig da. Wird er auch ständig befriedigt, zeigt die Waage mehr Gewicht. Studien haben jedoch gezeigt, dass diese Resistenz durch regelmäßige Bewegung verhindert werden kann.

Was hilft?

Neben der generellen Reduktion der aufgenommenen Kalorienmenge tragen auch folgende Maßnahmen dazu dabei, dass Sie Ihr Gewicht halten oder verringern können:

- Essen Sie achtsam. Achten Sie darauf, welche kalorienreichen Zwischenmahlzeiten vielleicht nur eine lieb gewonnene Angewohnheit, aber nicht wirklich einem Hungergefühl geschuldet sind.
- Nehmen Sie sich Zeit zum Essen, genießen Sie am besten in einer entspannten Atmosphäre und in Gesellschaft.
- Nutzen Sie gegen Heißhunger Kräuter wie Rosmarin, Schnittlauch und Pfefferminze.
- Vermeiden Sie Stress-Essen. Achten Sie auch in stressigen Zeit auf gesunde Lebensmittel, nehmen Sie sich Zeit für Sport und Bewegung und verzichten Sie möglichst auf kalorienreichen Alkohol.
- Kauen Sie bewusst und achten Sie darauf, wann Sie satt sind.

> **BITTERSTOFFE GEGEN HUNGER**
>
> Greifen Sie regelmäßig zu Lebensmitteln, die Bitterstoffe enthalten. Denn Bitterstoffe bekämpfen ein aufkommendes Hungergefühl. Das Ansprechen des Körpers auf Bitterstoffe kann trainiert werden, sodass sich mit der Zeit ein gewichtsreduzierender Effekt bemerkbar macht. Und auch die Geschmacksnerven gewöhnen sich an das Bittere. Bitterstoffe sind enthalten in Rucola, Radicchio, Chicorée, Grünkohl, Rosenkohl, Artischocken, Endiviensalat, Staudensellerie und Grapefruits.

IMMUNSCHWÄCHE

Das Immunsystem schützt uns vor Erkältungen, Gelenkentzündungen, Darmerkrankungen und vielen anderen Krankheiten. Wer häufig an Infekten leidet, kann chronische Entzündungen entwickeln. Bei einem schwachen Immunsystem kann es zu sogenannten stillen Entzündungen *(silent inflammations)* kommen. Diese sind ein Risikofaktor für Gefäßprobleme, chronische Darmbeschwerden und andere schwerwiegende Erkrankungen. Unter anderem triggert negativer Stress chronische Entzündungen. Auch Autoimmunerkrankungen wie Hashimoto treten in den Wechseljahren zunehmend auf, weil die schützende Wirkung des Östrogens wegfällt.

Was hilft?

Bei häufigem Entzündungsgeschehen, zum Beispiel auch entzündlich bedingten Gelenkbeschwerden wie einer Polyarthritis, sind Lebensmittel empfehlenswert, die den Blutzuckerspiegel konstant halten und möglichst viele Antioxidanzien enthalten. Letztere beseitigen Stoffwechselzwischenprodukte, sogenannte freie Radikale, welche die Zellen schädigen und Alterungsprozesse beschleunigen. Zu den Antioxidanzien gehören Zink, Selen, Vitamin C, Vitamin B_2 und Vitamin E. Unter anderen folgende Nahrungsmittel sind reich an Antioxidanzien: Möhren, fetter Seefisch, Lein-, Oliven- und Walnussöl, Linsen, dunkle Schokolade, Granatäpfel, Beeren (wie Goji-Beeren, Erdbeeren, Schwarze Johannisbeeren, Cranberrys), Sauerkirschen, grüner Tee. Ein Topstar bei den Unterstützern des Immunssystems ist, wie Sie sicher wissen, Vitamin C. Es beugt Entzündungen, Erkältungen und anderen Infektionen vor.
Der Körper kann Vitamin C nicht selbst herstellen, es muss deshalb von außen zugeführt werden. Bei Vitamin-C-Mangel (Skorbut) kann es zu Einblutungen in der Haut und in die Gelenke kommen.

ANTIENTZÜNDLICH WIRKENDE GEWÜRZE

Auch Gewürze wie Kurkuma, Kreuzkümmel (Cumin), Ingwer, Zimt und Chili punkten mit ihrer antientzündlichen Wirkung. Kurkuma ist dabei einer unserer Favoriten. Kombinieren Sie Kurkuma stets mit einer Prise Pfeffer, dann wird der antientzündlich wirkende Stoff Curcumin besser aufgenommen. Alternativ gibt es Curcumin auch als Nahrungsergänzungsmittel. Leiden Sie unter Gelenkentzündungen, die bei Hormonmangel verstärkt auftreten können, so kann die tägliche Einnahme von Kurkuma sinnvoll sein.

GEWÜRZMISCHUNG

Mischen Sie je 2 TL Ingwer-, Fenchel-, Koriander- und Kreuzkümmelpulver mit frisch gemahlenem schwarzem Pfeffer. Sie können mit diesem Mix prima gedünstete Gemüsegerichte und Salate würzen.

EBBE IM BETT

Die Lust auf Sex, auch Libido genannt, lässt in den Wechseljahren bei vielen Frauen massiv nach. Schuld ist unter anderem der absinkende Östrogenspiegel, der nicht nur psychisch die Lust vermindert, sondern oft auch auf körperlicher Ebene den Lustgewinn minimiert. Dann macht Sex einfach keinen Spaß mehr. Schnell zweifelt die Frau nun an ihrer Liebesfähigkeit und der Mann fühlt sich zurückgesetzt. Ein Negativkreislauf beginnt, und häufig wird das eigentlich körperlich begründete Problem zu einer Beziehungskrise.

Was hilft?

Auch wir Frauen produzieren das männliche »Lusthormon« Testosteron, es beeinflusst die weibliche Libido und Vitalität. Studien konnten zeigen, dass der Stoff BPA (Bisphenol A) den Testosteronhaushalt nachhaltig stören kann. BPA besitzt eine östrogenartige Wirkung, die bei Frauen in der Perimenopause, das heißt also bei einer Östrogendominanz, das Testosteron unterdrückt.
BPA ist unter anderem in Lebensmittelverpackungen, der Innenbeschichtung von Dosen und Plastikflaschen enthalten. Häufig essen oder trinken wir es einfach mit. Benutzen Sie deshalb möglichst Behälter aus Glas oder BPA-freien Materialien, das verhindert das Absinken des Testosteronlevels.
Trinken Sie außerdem täglich drei Tassen grünen Tee. Er verlangsamt die Ausscheidung von natürlichem Testosteron.

DIE PASSENDE ERNÄHRUNG

Bestimmte Nahrungsmittel steigern die Lust, indem sie durch Inhaltsstoffe wie zum Beispiel Magnesium die Gefäße erweitern. Zudem sorgen sie für eine bessere Durchblutung oder erhöhen durch ihre Inhaltsstoffe die Endorphinausschüttung, also die Ausschüttung sogenannter Glückshormone.
Zu diesen Lebensmitteln gehören: Feigen, Brokkoli, Ginseng, Spinat, Granatäpfel, scharfe Gewürze wie Chili, Trüffel, Zimt, Maca, Avocados und Wassermelonen.

Natürliches Viagra – der Stoff Citrullin in Wassermelonen unterstützt die Erweiterung der Blutgefäße.

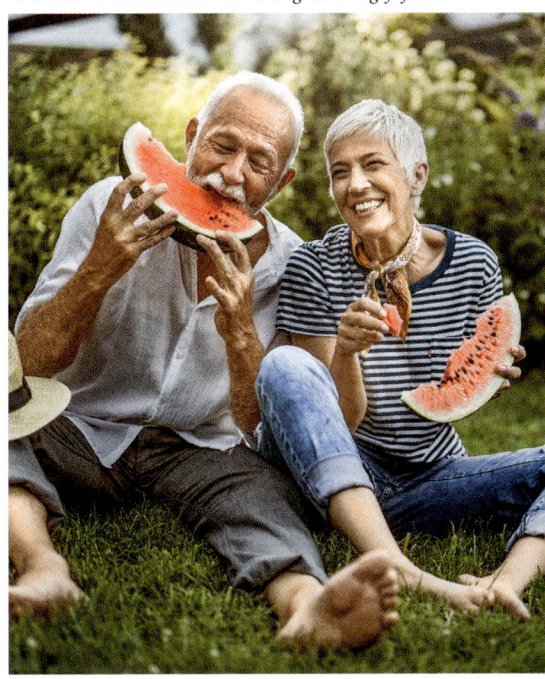

STIMMUNGSSCHWANKUNGEN

Mit Beginn der Wechseljahre, der Perimenopause, sinkt zuerst das Hormon Progesteron langsam ab. Progesteron beeinflusst das mentale Wohlbefinden. Sinkt der Spiegel, schwankt die Stimmung. Wir werden empfindlicher, reizbarer und aggressiver. Auch Östrogen beeinflusst die Stimmung, weil es für die Produktion des Glückshormons Serotonin wichtig ist. Serotonin hilft neben dem Gute-Laune-Gefühl auch, Stimmung und Impulse zu kontrollieren. Schwanken Östrogen- und Progesteronspiegel und damit auch der Serotoninspiegel, dann ist Unruhe im System und wir fragen uns, warum wir an einem Tag energiegeladen sind und am nächsten am liebsten alles hinschmeißen würden.

Was hilft?

Manchmal ist es Zeit, nicht mehr immerzu die Zähne zusammenzubeißen, sondern seiner Wut Luft zu machen. Mehrfachbelastung, Zurückstecken für die Familie oder in der Beziehung – viele Frauen haben zwischen 40 und 50 endlich den Mut, längst überfällige Änderungen privat oder im Job zu ihren Gunsten zu kommunizieren und einzufordern. Egal, in welcher Situation Sie gerade stecken, auch der Wunsch nach mehr Zufriedenheit, Glück und Ausgeglichenheit lässt sich über die Ernährung unterstützen. Das Glückshormon Serotonin wird zum größten Teil im Darm gebildet unter der Anwesenheit der Aminosäure L-Tryptophan. Diese Aminosäure ist in vielen Lebensmitteln enthalten.

Verkriechen nützt nix. Auch Stimmungsschwankungen können Sie mit der richtigen Ernährung bekämpfen.

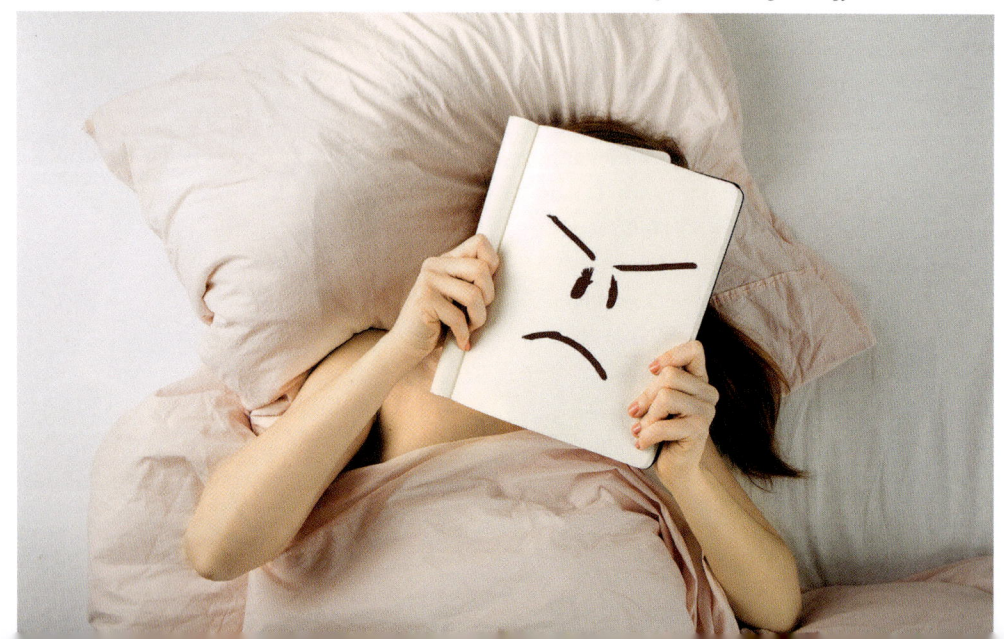

OSTEOPOROSE

Für die Aufnahme von Tryptophan sind außerdem die Vitamine B_3 und B_6 sowie Magnesium und Zink wichtig. Tryptophanhaltige Lebensmittel sind unter anderen: Fisch, Hafer, Hirse, Erbsen, Avocados, Nüsse, Weizenkeime, Amarant, Quinoa, Sonnenblumenkerne, Sesam, Sojabohnen, Kichererbsen, Bananen, Datteln und Feigen.

Osteoporose ist eine Erkrankung der Knochen, bei der mehr Knochenstruktur ab- als aufgebaut wird. Dadurch wird der Knochen poröser und kann schon bei leichten Verletzungen brechen. In Deutschland ist jede vierte Frau über 50 Jahren gefährdet, an Osteoporose zu erkranken (Quelle: Bone Evaluation Study zur Epidemiologie der Osteoporose, 2013), ebenso wie 1,1 Millionen Männer. Eine tragende Rolle bei der Entstehung dieser Krankheit spielt der absinkende Östrogenspiegel (siehe Seite 38).

Was hilft?

Auch bei Osteoporose kann die Ernährung vorbeugend sowie lindernd helfen. Vor allem eine ausreichende Versorgung mit Kalzium und Vitamin D ist hier wichtig. Beide Stoffe sind essenziell für starke Knochen. Vitamin D hat Einfluss auf den Kalziumstoffwechsel und sorgt für eine Mineralisierung der Knochen. Chronischer Vitamin-D-Mangel erhöht das Risiko für Autoimmunerkrankungen, die Entstehung von Tumoren wie Darmkrebs (kolorektales Karzinom), Altersdiabetes, Haarausfall und eine Winterdepression (SAD, Seasonal affected disorders). Kalzium- und Vitamin-D-reiche Lebensmittel sind: Lachs, Makrele, Hering, Leber und Lebertran, Eier, Pilze (zum Beispiel Champignons, Pfifferlinge), Haferflocken, Brokkoli, Pak Choi und andere Kohlsorten, Sojabohnen, Mandeln, Kichererbsen, schwarze Bohnen und Feigen.

> **HYPERAROUSAL**
>
> Vielleicht sind auch Sie ständig nervös und stehen unter Strom? Dann leiden Sie möglicherweise unter Hyperarousal. Darunter versteht man eine dauerhafte Übererregung des autonomen Nervensystems. Symptome sind Reizbarkeit, ständige Anspannung, Aggressivität, Unruhe, Ein- und Durchschlafschwierigkeiten, Konzentrationsstörungen. Hilfe bringen folgende Maßnahmen:
> - Trinken Sie statt Kaffee lieber grünen Tee.
> - Genießen Sie morgens ein Glas Goldene Milch (Hafermilch mit 1 EL Kurkuma).
> - Sorgen Sie für ausreichend Vitamin D, Zink und Magnesium in der Nahrung.
> - Geben Sie reichlich pflanzliche Öle in den Salat.
> - Stärken Sie Ihren Vagusnerv mit Atem- und Entspannungsübungen.

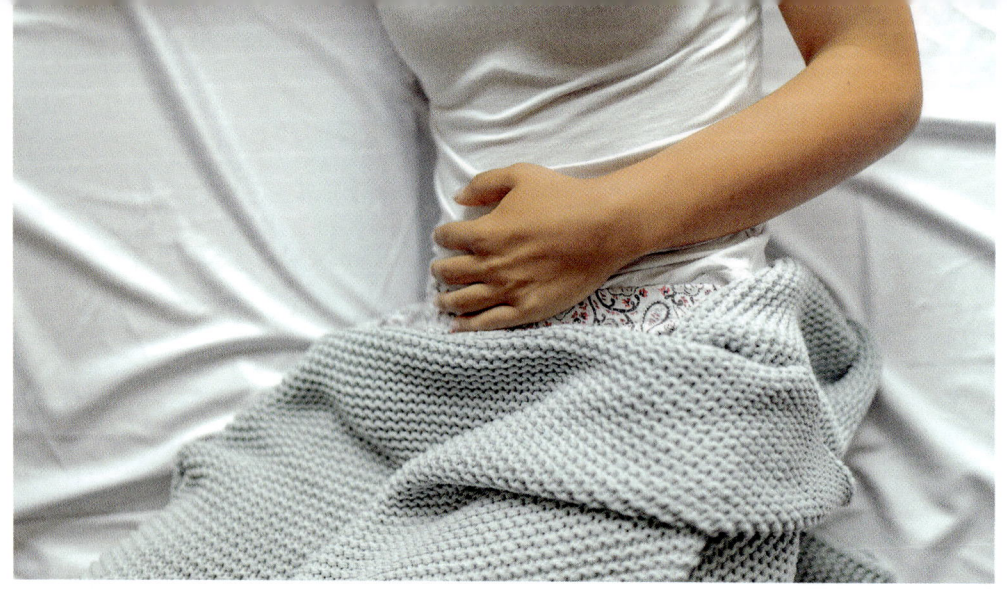

Gegen jedes Wehwehchen ist ein Kraut gewachsen – bei Magen-Darm-Beschwerden hilft häufig die Naturapotheke.

TRÄGER DARM UND BLÄHUNGEN

Viele Frauen in den Wechseljahren leiden unter Blähungen. Der Darm wird träger durch Hormonmangel und mangelnde Bewegung. In der Folge sind Verstopfung (Obstipation) und zunehmende Blähungen leidige Themen. Bestimmte Nahrungsmittel wie Weizen, die man früher problemlos vertragen hat, werden jetzt nicht mehr so gut verdaut, es entstehen mehr Fäulnisbakterien beim Abbau. Diese verursachen ebenfalls Blähungen.

Was hilft?

Es liegt auf der Hand, dass sich gerade Verdauungsbeschwerden über die Ernährung gut bekämpfen lassen. Die wichtigsten Tipps haben wir Ihnen hier zusammengestellt.

TIPPS GEGEN BLÄHUNGEN

- Trinken Sie vor dem Essen 3 Teelöffel Apfelessig, gelöst in einem Glas Wasser.
- Übergießen Sie eine Handvoll frische Pfefferminze mit 200 Milliliter kochendem Wasser und lassen Sie das Ganze 5 Minuten ziehen. Trinken Sie den Pfefferminztee bis zu dreimal täglich.
- Kauen Sie vor dem Essen zwei Stängel krause Petersilie. Die ätherischen Öle der Petersilie wirken entblähend.
- Mischen Sie je 1 Teelöffel Fenchel, Anis, Thymian, Enzianwurzel, Kümmel, Melisse und Tausendgüldenkraut und brühen Sie 1 Teelöffel der Mischung mit 200 Milliliter heißem Wasser auf. Lassen Sie den Kräutertee vor dem Trinken 5 Minuten ziehen.

BESCHWERDEN EFFEKTIV BEKÄMPFEN

TIPPS GEGEN VERSTOPFUNG

- Trinken Sie 3 Liter Wasser oder ungesüßten Tee am Tag, damit der Stuhl weich bleibt.
- Nehmen Sie abends 300 mg Magnesium ein, auch das macht den Stuhl weich.
- Essen Sie viel grünes Gemüse, verzichten Sie auf Weißmehlprodukte, denn diese stopfen.
- Kochen Sie mit verdauungsfördernden Gewürzen und Kräutern wie Kurkuma, Gewürznelken, Knoblauch, Basilikum, Thymian, Estragon, Oregano, Wacholder, Dill und Kerbel.
- Geben Sie 1 Esslöffel geschroteten Leinsamen in Ihr Müsli. Ganz wichtig ist es, dazu mindestens 2 Liter, besser 3 Liter Flüssigkeit am Tag zu trinken.

TIPPS GEGEN REFLUX (SAURES AUFSTOSSEN, SODBRENNEN)

- Trinken Sie gegen saures Aufstoßen Kamillentee, das beruhigt den Magen.
- Leinsamenschleim und Heilerde binden innerlich die Säure. Um Leinsamenschleim herzustellen, übergießen Sie 1–2 Esslöffel Leinsamen mit 250 ml Wasser, lassen das Ganze gut quellen (am besten über Nacht) und seihen den Schleim ab.
- Schlafen Sie mit erhöhtem Oberkörper, damit die Magensäure nicht aus statischen Gründen in die Speiseröhre zurückfließt.
- Verzichten Sie auf Kaffee, scharfe Gewürze, Alkohol und raffinierten Zucker. Sie alle regen die Säureproduktion zusätzlich an.

STRESS

Stress ist die lebensnotwendige Voraussetzung dafür, dass der Organismus in einer Notsituation, also zum Beispiel bei einem Unfall, sekundenschnell reagieren kann. Dazu werden körpereigene Stresshormone wie Adrenalin oder Cortisol aus der Nebenniere ausgeschüttet. Sie sorgen für einen schnelleren Herzschlag, einen Anstieg des Blutdrucks, beschleunigte Atmung und angespannte Muskeln. Ist das Geschehen vorbei, normalisieren sich die Körperfunktionen wieder, das Herz schlägt normal, die Muskeln entspannen sich. So sollte es zumindest sein.

Dauerhafter Notfallmodus

Ein Leben im ständigen Notfallmodus, das heißt unter Dauerstress, sorgt jedoch für einen andauernd hohen Stresshormonlevel im Blut. Bluthochdruck, Schlaflosigkeit, Nervosität, Magen-Darm-Beschwerden, Essstörungen und Depressionen sind die Folgen. Frauen kennen durch Doppelbelastung mit Familie und Job und als Multitasking-Genies den Zustand Dauerstress oft nur allzu gut. Und in Zeiten von Hormonschwankungen ist es dann besonders schwer, mit Stress fertig zu werden. Das äußert sich mit vielfältigen Beschwerden von Kopfschmerzen und Migräne über Gelenkschmerzen bis zu Magen-Darm-Problemen. Wichtig ist es, herauszufinden, was einen persönlich am meisten stresst. Denn nur dann kann man diese Stressoren aufdecken und sie nach und nach aus dem

Weg räumen. Ist es das permanent klingelnde Handy, sind es die langen Arbeitszeiten, die neu eingezogenen, lärmenden Nachbarn oder Beziehungsprobleme? Bis Sie dies klären können, möchten wir Ihren Stresslevel über die Ernährung senken. Adaptogene heißen die pflanzlichen Stoffe, die den Körper bei der Stressverarbeitung unterstützen.

Was hilft?

Adaptogene helfen dem Körper, sich an verschiedene Situationen anzupassen. Sie versetzen ihn in einen ruhigeren oder aktiveren Zustand, je nachdem, was wir gerade brauchen. Adaptogene sind in Kräutern, Wurzeln und vor allem Pilzen enthalten. Wir möchten einige vorstellen:

Sibirischer Ginseng. Die Ginsengwurzel enthält das Adaptogen Ginsenosid. Es aktiviert den Stoffwechsel, löst Ängste, wirkt antidepressiv, schlaffördernd und es erhöht die Ausschüttung der Glückshormone Serotonin und Dopamin. Ginseng ist als Kapsel, Pulver, Tee oder geschnittene Wurzel erhältlich.

Shiitake-Pilz. Die Inhaltsstoffe des vor allem in Japan und China beheimateten Pilzes stärken das Immunsystem. Sie können ihn frisch, getrocknet oder als Pulver verwenden.

Ashwagandha. Der indische Ginseng als pflanzliches Adaptogen wirkt gegen innere Unruhe, Ängste und Anspannung. Im Gehirn reguliert er die Hormonausschüttung im Hypothalamus. Ashwagandha wird auch als Schlafbeere bezeichnet. Die Einnahme, in Kapselform oder als Pulver, ist entsprechend auch bei Schlafstörungen zu empfehlen.

Rosenwurz. Die Heilpflanze, die in Kapselform angeboten wird, bremst die Cortisolausschüttung in der Nebenniere und wirkt dadurch beruhigend.

Goji-Beere. Aus China stammt die Goji-Beere, die im Handel getrocknet erhältlich ist und zum Beispiel gut ins Müsli oder als Topping auf einen Salat passt. Sie wirkt beruhigend und fördert gleichzeitig die Konzentration.

SCHLECHTER SCHLAF

Schlaf wird meist erst dann zu einem Thema, wenn man bemerkt, dass es schlecht um ihn bestellt ist. »Ich schlaf gut, kein Problem«, sagen viele Frauen bis Mitte 30. Später heißt es dann in der ärztlichen Praxis: »Frau Doktor, ich schlafe gar nicht mehr, nicht ein, nicht durch, ich fühle mich wie gerädert.«

In der Tat leiden viele Frauen in der Perimenopause und Menopause unter Schlafstörungen jeglicher Form, also unter Einschlaf- und Durchschlafstörungen.

Schlaf wird unter anderem durch die individuelle Chronobiologie und durch viele Hormone gesteuert. Das wichtigste Schlafhormon ist das Melatonin, das im Gehirn in einem bestimmten Bereich, der Epiphyse (Zirbeldrüse), gebildet wird. Sobald es draußen dunkel wird, schüttet die Zirbeldrüse das Schlafhormon aus, und wenig später werden wir müde. Auch die Geschlechtshormone spielen eine große Rolle für den weiblichen Schlaf. Schon ab Mitte 30, wenn der Eisprung immer unzuverlässiger auftritt, kann es zu Schlafproblemen kommen. Erst recht, wenn in der Perimenopause das Progesteron dauerhaft in der zweiten Zyklushälfte absinkt. Denn Progesteron wirkt entstressend, macht wohlig müde, entspannt – auch mental – und wirkt schlaffördernd. Auch das in der Menopause absinkende Östrogen beeinflusst die Melatoninproduktion negativ. Der Schlafhormonspiegel ist zu niedrig und der Körper mag sich nicht auf das Schlafen einstellen. Nächtliche Hitzewallungen durch den Östrogenmangel tun dann ihr Übriges. Liegt man schweißgebadet im Bett, ist es kein Wunder, dass man häufiger aufwacht, nicht wieder einschlafen kann und der Schlaf so nachhaltig gestört ist.

Nächtlicher Gang zum Kühlschrank

Auch die Sättigungshormone beeinflussen den Schlaf. Ist der Leptinspiegel niedrig, also der Spiegel des Hormons, das den Hunger bremst (**siehe Seite 55**), wird man wach und will den Kühlschrank plündern. Ebenso, wenn das Hungerhormon Ghrelin ausgeschüttet wird. Chronischer Schlafmangel bringt die Hormonausschüttung durcheinander. Schlafstörungen können also ganz leicht auch zu mehr Kilos führen.
Beachten Sie außerdem, dass schwere Schlafstörungen auch das erste Zeichen einer Depression sein können – darum bitte immer ärztlich abklären lassen.

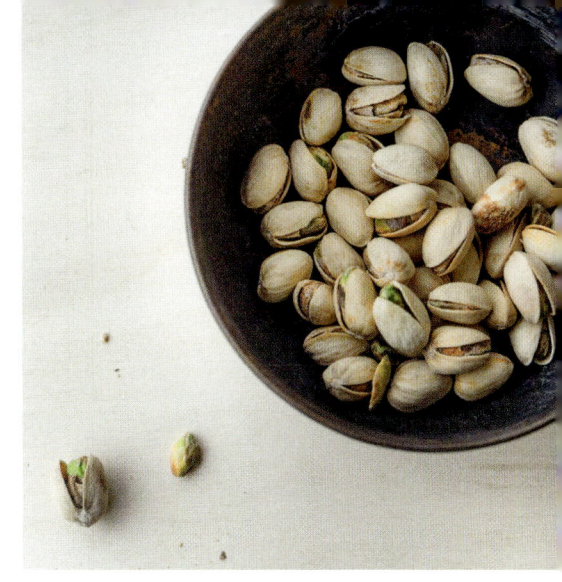

Knabbern erlaubt. Eine kleine Handvoll Pistazien am Abend kann den Nachtschlaf fördern.

Was hilft?

Neben wichtigen Maßnahmen wie dem Einrichten eines Blaulichtfilters für Tablet und Handy, damit die Melatoninproduktion durch zu helles Licht nicht unterdrückt wird, sowie einem kühlen und ruhigen Schlafplatz, kann auch die Ernährung bei Schlafstörungen helfen. Hier einige Tipps:

- Bevorzugen Sie vor dem Schlafen melatoninreiche Lebensmittel wie Pistazien, Sauerkirschen, Goji-Beeren, Milch oder Fisch.
- Meiden Sie abends Industriezucker, denn dadurch kommt es zu nächtlichen Blutzuckerschwankungen. Es wird viel Insulin ausgeschüttet, und man wacht durch eine Unterzuckerung auf. Speisen mit guten Fetten und Eiweißen verhindern hingegen eine nächtliche Unterzuckerung.

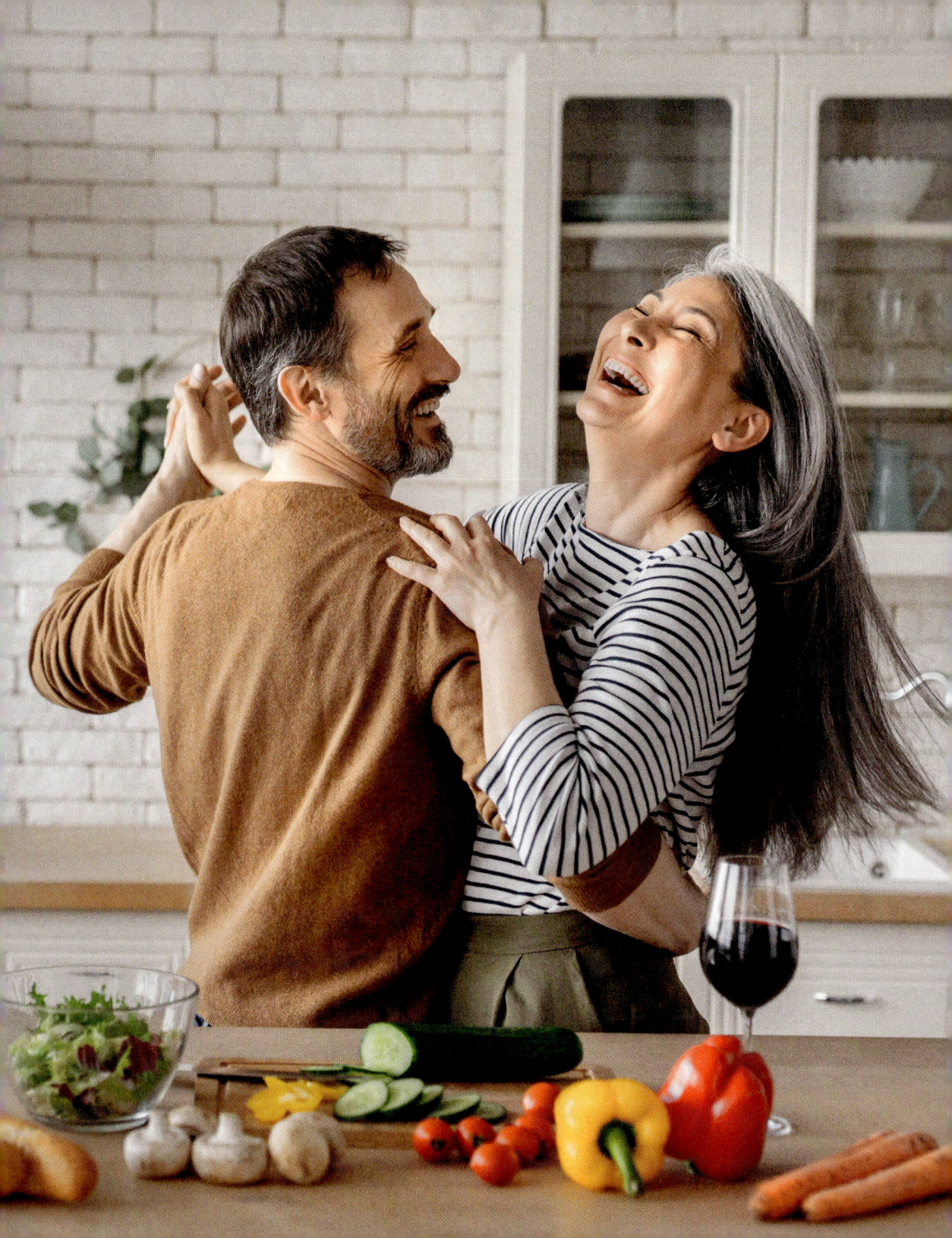

HORMONKÜCHE

Genießen erlaubt – und zwar ganz nach Ihren individuellen Bedürfnissen.
Probieren Sie unsere hormonfreundlichen Rezepte für alle Lebenslagen.

KRAFT GEWINNEN
66

SCHÖN ALTERN
76

BESSER SCHLAFEN
86

DER LUST ZULIEBE
96

WENIGER PFUNDE
106

KLAR DENKEN
116

GUTE LAUNE
126

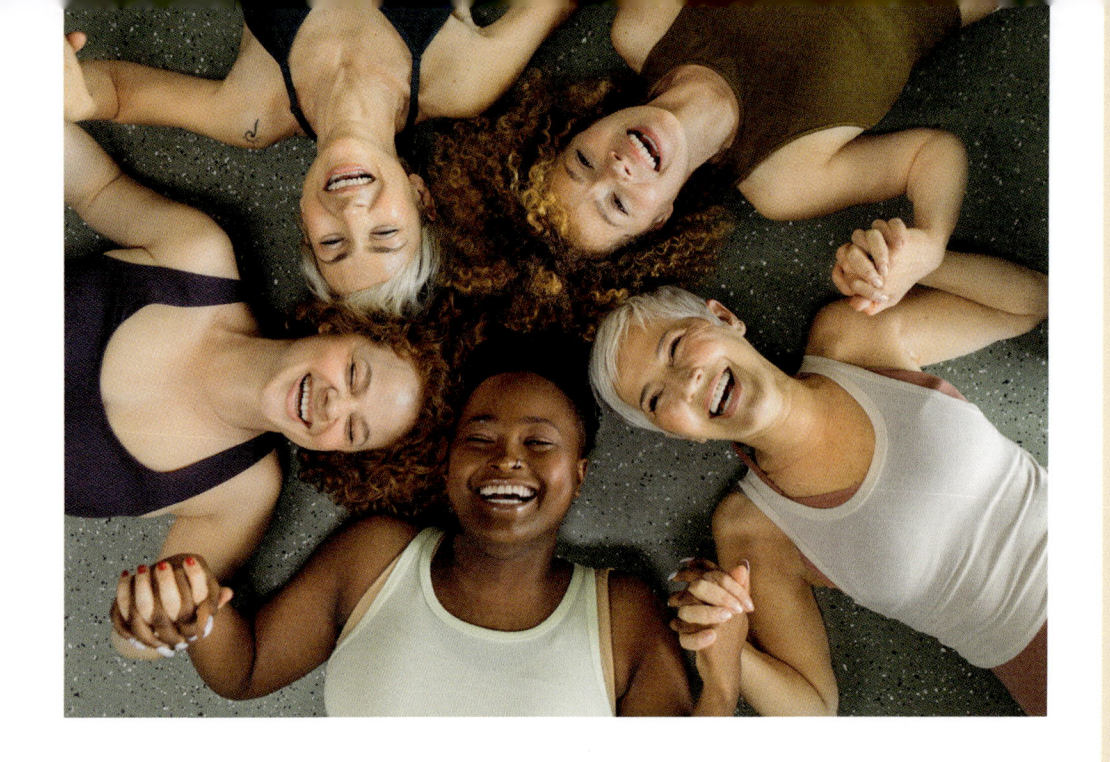

KRAFT GEWINNEN

Unter dem Motto »Her mit der verlorenen Energie, ich will wieder die Power haben, mich zu spüren und aktiv zu sein!« starten wir nun in das Rezeptkapitel. Veränderungen des Hormonhaushaltes haben, wie wir gesehen haben, weitreichende Auswirkungen auf das Stoffwechselgeschehen. Ab dem 35. Lebensjahr ist eine ausgewogene Ernährung deshalb superwichtig. Fast Food, Umweltgifte, zu viel raffinierter Zucker, Konservierungs- und Farbstoffe sowie Hormone aus nicht artgerechter Tierhaltung sind allesamt Energieräuber für den weiblichen Körper und fördern zudem Entzündungsreaktionen, die wiederum negative Auswirkungen auf die Darm- und Schilddrüsenfunktion haben. Doch das muss nicht sein. Essen Sie sich gesund und gewinnen Sie Ihre Kraft genussvoll wieder!

REZEPTE FÜR MEHR ENERGIE

In diesem Kapitel finden Sie Gerichte, die den Stoffwechsel fördern und Ihnen zu mehr körperlicher Leistungsfähigkeit verhelfen. Da eine gute Ernährung uns in allererster Linie mit Energie versorgen soll, enthalten unsere Rezepte die wichtigsten drei Makronährstoffe in ausgewogenen, gesundheitsfördernden Anteilen: Eiweiße, Kohlenhydrate und Fette sind auf die besonderen Ansprüche des weiblichen Körpers – und der weiblichen Psyche – abgestimmt.

Der richtige Nährstoffmix

Die Rezepte enthalten zudem anti-entzündliche Vitamine sowie den richtigen Mix aus Spurenelementen, Mineral- und Ballaststoffen. Für starke Knochen sorgt eine zusätzliche Portion Kalzium. Wir bevorzugen pflanzliche Proteine, weil sie nicht nur satt machen und reich an Vitalstoffen sind, sondern auch den Blutzucker konstant halten.
Besonders wichtig, um sich wieder energiegeladen zu fühlen, ist die Zufuhr von essenziellen Aminosäuren über die Nahrung. Komplexe Kohlenhydrate, also vor allem Ballaststoffe, sind die Grundlage für ein gesundes Mikrobiom. Die guten Darmbakterien bilden Hormone, stärken das Immunsystem und wirken Entzündungen entgegen.
Diese positive Spirale wird unterstützt durch die wertvollen Ballaststoffe, Probiotika und vielfältigen Gemüsesorten in unseren abwechslungsreichen Rezepten.

Bei den Fetten bevorzugen wir einfach und mehrfach ungesättigte Fettsäuren, die gut verstoffwechselt werden können und für die Hormonbildung unverzichtbar sind.

Eisenspeicher auffüllen

Auch für Frauen, die noch ihre Regel bekommen, sind unsere Rezepte hilfreich. Gerade in der Perimenopause und kurz vor der Menopause kann die Periode lang und stark sein, das zehrt an den Eisenvorräten des Körpers. Anzeichen eines Eisenmangels sind Abgeschlagenheit und Energielosigkeit bis hin zu Depressionen. Die Haut ist blass, man ist permanent müde. Eisenmangel kann zu Blutarmut führen und die Aktivität der Schilddrüse bremsen. Wichtig für die Eisenaufnahme aus der Nahrung ist wieder der Matrixgedanke (**siehe Seite 12**). In diesem Fall heißt das, eisenreiche Nahrungsmittel mit Vitamin-C-reichen Lebensmitteln kombinieren. Dafür empfehlen wir zum Beispiel Zitrone, Paprika, Brokkoli und Petersilie. Ratsam ist die Aufnahme von 8–15 mg Eisen pro Tag. Bei starker Periode, wie sie in der Perimenopause auftreten kann, wird mehr Eisen benötigt. Energie rauben auch chronische Knochen- und Gelenkschmerzen, die in den Wechseljahren nicht selten auftreten.
Vermeiden Sie bei Gelenk- und Knochenschmerzen säureproduzierende Lebensmittel. Dazu gehören Milchprodukte und rotes Fleisch mit ihren tierischen Proteinen sowie Weizenmehl und raffinierter Zucker.

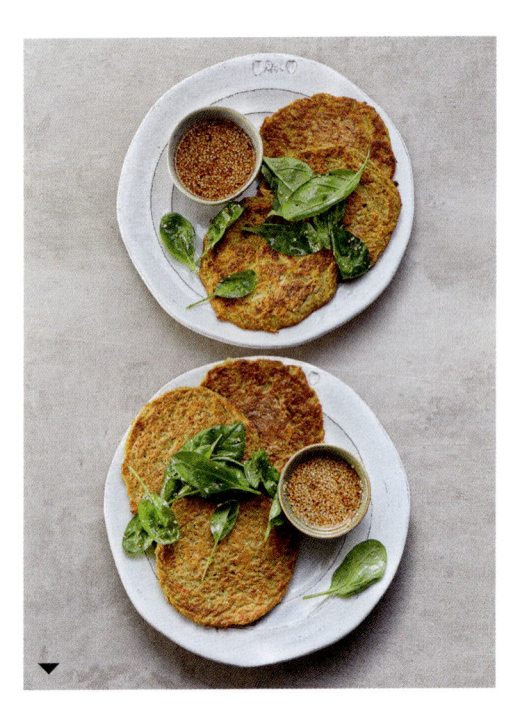

MUNGBOHNEN-PFANN-KUCHEN MIT INGWERDIP

250 g getrocknete Mungbohnen • Salz • 1 kleine Stange Lauch • 200 g Möhren • 8 EL Olivenöl
Für den Dip: 5 EL glutenfreie Sojasauce (Tamari) • 3 EL Sesamöl • 3 EL Mirin (japan. Reiswein • 2 TL Agavendicksaft • 2 EL heller Sesam • 1 Mandarine • 1 Stück Ingwer (2 cm)

Für 4 Personen • 50 Min. Zubereitung •
6 Std. Einweichen (über Nacht)
Pro Portion ca. 540 kcal

1. Die Mungbohnen in einer Schüssel mit Wasser bedeckt mind. 6 Std., am besten über Nacht, einweichen. Dann in ein Sieb abgießen, 440 ml Wasser dazugeben und alles mit dem Pürierstab fein pürieren, leicht salzen.
2. Den Lauch putzen, längs halbieren, waschen und in sehr dünne Streifen schneiden. Die Möhren schälen und auf der Gemüsereibe fein raspeln. Beides unter die Mungbohnenmasse heben.
3. In zwei großen Pfannen jeweils 2 EL Olivenöl erhitzen und bei mittlerer Hitze kleine Pfannkuchen (je ca. 10 cm Ø) ausbacken. Dazu pro Pfannkuchen ca. 2 EL Pfannkuchenmasse in die Pfanne geben und auf jeder Seite ca. 7 Min. backen. Es entstehen ca. 12 Pfannkuchen.
4. Fertige Pfannkuchen herausnehmen und auf Küchenpapier abtropfen lassen. Dann auf einem Teller übereinanderschichten, so bleiben sie warm.
5. Inzwischen für den Dip Sojasauce, Sesamöl, Mirin, Agavendicksaft und Sesam mischen. Die Mandarine halbieren und auspressen. Den Ingwer schälen und fein reiben.
6. Mandarinensaft und Ingwer unter den Dip mischen. Die Pfannkuchen mit dem Ingwerdip servieren. Dazu passt Spinatsalat.

RUNDUM VERSORGT

Mungbohnen enthalten die essenzielle Aminosäure Lysin. Sie ist wichtig für den Muskelaufbau, die Hormonproduktion sowie für den Eisen- und Kalziumstoffwechsel.

ITALIENISCHES OFEN-GEMÜSE

1 Fenchel • je 1 rote und orangefarbene Paprika • 2 Möhren • 2 rote Zwiebeln • 3 EL Olivenöl • Salz • Pfeffer • je 2 Stängel Basilikum und Oregano • 4 EL Aceto balsamico

Für 4 Personen • 45 Min. Zubereitung
Pro Portion ca. 130 kcal

1. Den Backofen auf 200° vorheizen. Fenchel waschen, putzen, halbieren und den Strunk herausschneiden. Fenchelgrün beiseitelegen. Paprikaschoten vierteln, von Kerngehäusen und weißen Trennwänden befreien und waschen. Möhren schälen, putzen und in 0,5 cm dicke Scheiben schneiden. Zwiebeln schälen und in Spalten schneiden.
2. Fenchel, Paprika, Möhren und Zwiebeln in einer Schüssel mit dem Olivenöl mischen und mit Salz und Pfeffer würzen. Das Gemüse locker auf ein Backblech geben, es sollte möglichst nicht übereinanderliegen, und im Backofen (Mitte) ca. 25 Min. garen, dabei ein- bis zweimal wenden.
3. Während das Gemüse im Ofen gart, Fenchelgrün, Basilikum und Oregano waschen und trocken schütteln. Die Blättchen abzupfen und alles fein schneiden.
4. Das Gemüse 5 Min. vor dem Ende der Garzeit mit Aceto balsamico beträufeln. Das fertige Ofengemüse aus dem Ofen nehmen, kurz abkühlen lassen, mit den Kräutern bestreuen und lauwarm servieren.

BONE BROTH – BRÜHE FÜR DEN VORRAT

1 kg Suppenknochen (Rind) • 1 kg Markknochen (Rind) • 2 EL Essig (ersatzweise Zitronensaft) • 5 Pfefferkörner • 1 Lorbeerblatt • 3 Möhren • ½ Sellerie (ca. 300 g) • Salz
Außerdem: 12 Twist-off-Gläser à 250 ml

Für ca. 3 l • 25 Min. Zubereitung • 8 Std. Kochen
Pro Portion ca. 25 kcal

1. Gläser mit kochendem Wasser ausspülen.
2. Die Suppenknochen auf ein mit Backpapier belegtes Blech geben und im Ofen bei 220° 20–30 Min. rösten, bis sie schön braun sind und gut duften. Mitsamt dem ausgetretenen Saft in einen großen Topf (mind. 5 l Fassungsvermögen) geben.
3. Markknochen, Essig, 3 l Wasser und Gewürze zugeben und alles aufkochen. Den Schaum nicht abschöpfen, er legt sich von selbst. Brühe mind. 6 Std. bei milder Hitze zugedeckt ziehen lassen.
4. Etwa 30 Min. vor Ende der Garzeit Möhren und Sellerie putzen und in Scheiben schneiden. Beides zur Brühe geben und diese weitere 2 Std. bei milder Hitze ziehen lassen. Die Suppe mit Salz würzen.
5. Suppe etwas abkühlen lassen, das Gemüse entfernen und die Brühe durch ein Sieb abgießen. Die Brühe erneut aufkochen, noch kochend heiß in die Gläser füllen und diese fest verschließen. Erneut abkühlen lassen und dann gekühlt aufbewahren.

BUNTER REISNUDEL-SALAT MIT ALGEN

1 Stück Ingwer (ca. 4 cm) • 2 EL Reisessig • 3 EL Sojasauce • 2 EL geröstetes Sesamöl • 150 g breite Reisnudeln • Salz • 20 g getrocknete Wakamealgen • 250 g Austernpilze • 4 Frühlingszwiebeln • 1 Knoblauchzehe • 1 rote Chilischote • 2 EL Rapsöl • 1,5 TL Kokosblütenzucker • 1 Möhre • ½ Bund Koriandergrün • 2 EL geröstete Sesamsamen

Für 4 Personen • 45 Min. Zubereitung
Pro Portion ca. 350 kcal

1. Für das Dressing den Ingwer schälen, reiben und mit Reisessig und Sojasauce verrühren. Das Sesamöl unterschlagen.
2. Reisnudeln in Salzwasser aufkochen und in 3–5 Min. gar kochen, dann abgießen und kalt abschrecken. Die Nudeln in einer Schüssel mit dem Dressing mischen.
3. Die Algen in reichlich kaltem Wasser etwa 5 Min. einweichen. Abgießen, etwas zerkleinern und unter die Nudeln mischen.
4. Die Austernpilze putzen und in 1 cm breite Streifen schneiden. Die Frühlingszwiebeln putzen, waschen und in etwa 2 cm kurze Stücke schneiden. Den Knoblauch schälen, die Chilischote waschen, halbieren und entkernen. Beides fein würfeln und zusammen mit den Pilzstreifen und den Frühlingszwiebeln im heißen Rapsöl unter Rühren bei starker Hitze 2–3 Min. braten, bis alles leicht gebräunt ist.
5. Den Pilzmix mit Kokosblütenzucker bestreuen und leicht karamellisieren lassen. Etwas salzen und abkühlen lassen.
6. Die Möhre schälen und grob raspeln. Das Koriandergrün abbrausen, trocken schütteln und mit den Stängeln grob hacken. Pilzmix, Möhren und die Hälfte des Korianders unter den Nudel-Algen-Mix mischen.
7. Das restliche Koriandergrün und den Sesam über den Salat streuen.

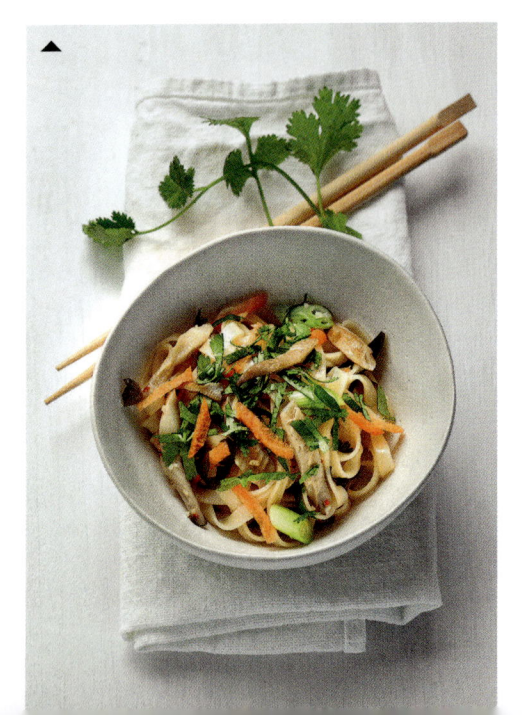

WERTVOLLE ALGEN

Algen sind ideal für das Immunsystem, sie wirken antientzündlich und liefern uns Vitamin D sowie Kalzium. Zudem sind sie das einzige nicht tierische Lebensmittel, das Vitamin B_{12} enthält! Außerdem punkten sie mit Omega-3-Fettsäuren, die in anderen pflanzlichen Omega-3-Nahrungsmitteln fehlen.

KABELJAUFILET AUF SAUERKRAUT

4 Kabeljaufilets (frisch oder TK) • 1 EL Zitronensaft • Salz • Pfeffer • ½ TL gekörnte Gemüsebrühe • 250 g Sauerkraut • 1 rote Paprika • 1 kleine Zwiebel • 1 Lorbeerblatt • 3–4 Gewürznelken • 1 EL Öl • 2 EL Tomatenmark • ½ TL edelsüßes Paprikapulver • ½ TL Kümmelsamen • 1 Prise Zucker • 3 Stängel Dill • 100 g Frischkäse
Außerdem: Butter für die Form

Für 4 Personen • 25 Min. Zubereitung •
40 Min. Garen
Pro Portion ca. 265 kcal

1. Den Backofen auf 200° vorheizen und eine Auflaufform (ca. 20×30 cm) einfetten. Die Fischfilets mit Zitronensaft beträufeln, salzen und pfeffern.
2. 125 ml Wasser erhitzen und die Brühe darin auflösen. Das Sauerkraut in einem Sieb abtropfen lassen. Die Paprika vom Kerngehäuse und den weißen Trennwänden befreien, waschen und in Würfel schneiden.
3. Zwiebel schälen, halbieren und das Lorbeerblatt mit den Gewürznelken auf eine Zwiebelhälfte stecken. Die andere Hälfte fein würfeln. Das Öl in einer Pfanne erhitzen und die Zwiebelwürfel glasig dünsten. Paprikawürfel und Sauerkraut zufügen.
4. Das Kraut mit Tomatenmark, Paprika, Kümmel und Zucker würzen und nach und nach die Brühe aufgießen. Die gespickte Zwiebel zugeben und das Kraut ca. 5 Min. bei mittlerer Hitze zugedeckt leicht köcheln lassen. Anschließend die gespickte Zwiebel entfernen.
5. Den Dill waschen, trocken schüteln und klein hacken. Mit dem Frischkäse verrühren und auf den Fischfilets verteilen. Das Sauerkraut in die Form füllen, die Fischfilets daraufsetzen und im Backofen (Mitte) 30–40 Min. garen.
6. Dann aus dem Ofen holen, auf vier Tellern anrichten und mit Pellkartoffeln oder Schwarzbrot servieren.

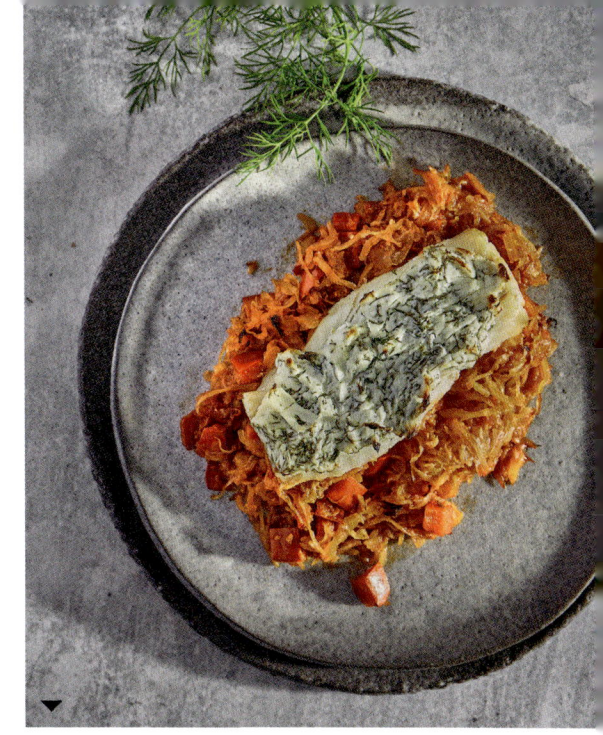

VARIANTE

Wenn Sie Probleme mit Blähungen haben, können Sie die Hälfte des Sauerkrauts gegen klein geschnittene Zucchini austauschen.

TOFU-JALFREZI

200 g Tofu • 1 Stück Ingwer (ca. 4 cm) • 1 frische rote Chilischote • 1 große weiße Zwiebel • 1 Knoblauchzehe • je 1 kleine gelbe und rote Paprika • 2 Tomaten • 2 EL Öl • 1 EL Butterschmalz • Salz • schwarzer Pfeffer • ½ TL braune Senfkörner • je knapp ½ TL gemahlener Kreuzkümmel (Cumin) und Koriander • 1 Msp. gemahlene Kurkuma
Außerdem: 2 Stängel Koriandergrün zum Garnieren

Für 2 Personen • Zubereitung 30 Min
Pro Portion ca. 300 kcal

1. Den Tofu in knapp 1 cm dicke Streifen schneiden. Den Ingwer schälen und fein reiben oder hacken. Die Chilischote waschen, entkernen und sehr fein würfeln. Die Zwiebel schälen, halbieren und in Streifen schneiden. Den Knoblauch schälen und in feine Würfel schneiden. Die Paprikaschoten waschen, halbieren, putzen und in Streifen schneiden.
2. Die Tomaten kreuzförmig einritzen, mit kochendem Wasser überbrühen, etwas darin ziehen lassen und häuten. Dann von den Stielansätzen befreien und würfeln.
3. Im einem Schmortopf oder einer Pfanne 1 EL Öl und das Butterschmalz stark erhitzen. Die Tofustreifen darin unter Rühren goldbraun anbraten. Herausnehmen und auf Küchenpapier abtropfen lassen, dann salzen und pfeffern.
4. Das übrige Öl erhitzen. Die Senfkörner darin anbraten, bis sie zu knistern beginnen. Ingwer, Chili, Zwiebel und Knoblauch dazugeben und bei mittlerer Hitze 2–3 Min. anbraten.
5. Die Paprikastreifen dazugeben und unter Rühren ca. 3 Min. mitbraten. Nun die Tomatenwürfel unterrühren. Kreuzkümmel, Koriander und Kurkuma darüberstreuen und eventuell etwas Wasser angießen. Alles salzen und pfeffern und 3–5 Min. zugedeckt schmoren.
6. Inzwischen das Koriandergrün kalt abbrausen und trocken schütteln. Die Blättchen abzupfen und etwas kleiner zupfen. Den Tofu zum Gemüse geben und miterhitzen. Das Jalfrezi abschmecken und mit dem Koriandergrün bestreut servieren.

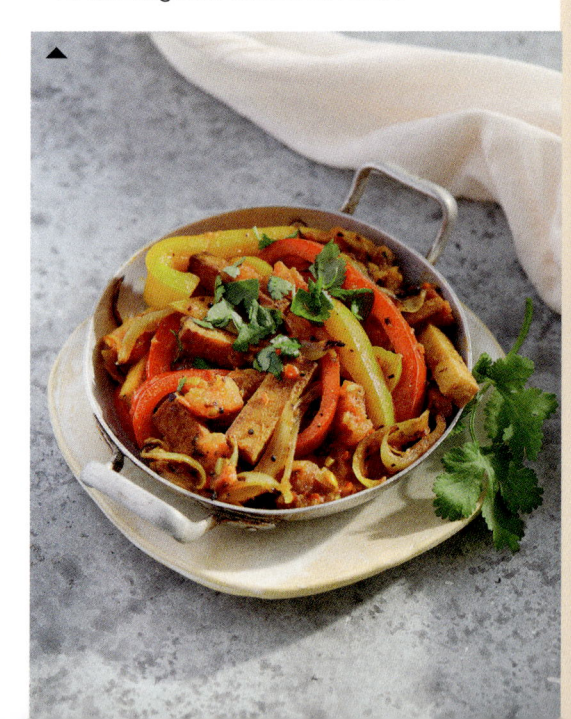

GEFÜLLTE AUBERGINE

½ Bio-Zitrone • 1 Aubergine (ca. 350 g) • Salz • 1 Knoblauchzehe • 1 kleine weiße Zwiebel • 1 Stange Staudensellerie • 1 frische rote Chilischote • 2 reife Tomaten • ½ Bund Basilikum • je 1 Zweig Oregano und Thymian • 80 g Fontina (ersatzweise Taleggio) • 5 EL Olivenöl • schwarzer Pfeffer • 1 Prise Zucker • 2 EL Pinienkerne

Außerdem: breite ofenfeste Form • Olivenöl für die Form

Für 2 Personen • Zubereitung 40 Min.
Pro Portion ca. 475 kcal

1. Den Backofen auf 200° (Umluft 180°) vorheizen. Die Zitrone heiß waschen und die Schale fein abreiben. Den Saft auspressen. Die Aubergine waschen, trocken tupfen und längs schälen. Mitsamt dem Stielansatz längs halbieren. Die Hälften bis auf eine knapp 1 cm dicke Schicht aushöhlen. Die Hälften dann mit etwas Zitronensaft rundum bepinseln, damit sie sich nicht verfärben, und leicht salzen. Das Auberginenfruchtfleisch klein würfeln.

2. Die Knoblauchzehe und die Zwiebel schälen und fein hacken. Den Staudensellerie putzen, waschen und fein schneiden. Die Chilischote waschen, putzen und längs halbieren, die Kerne je nach gewünschter Schärfe entfernen, die Hälften in dünne Streifen schneiden.

3. Die Tomaten kreuzförmig einritzen, mit kochendem Wasser überbrühen und etwas ziehen lassen. Dann häuten und von den Stielansätzen befreien. Das Fruchtfleisch fein würfeln. Die Kräuter waschen und trocken schütteln. Die Blättchen abzupfen und bis auf einen kleinen Rest klein schneiden. Den Käse entrinden und fein würfeln.

4. Die Form mit etwas Öl auspinseln. Die Auberginenhälften mit 1 EL Olivenöl ebenfalls auspinseln, in die Form setzen und im heißen Ofen (Mitte) ca. 10 Min. vorgaren. Inzwischen in einer Pfanne 2 EL Öl erhitzen. Die Auberginenwürfel darin 4–5 Min. anbraten. Knoblauch, Zwiebeln, Sellerie und Chili dazugeben und 3–4 Min. mitbraten. Zum Schluss die Tomaten und die Kräuter unterrühren und alles mit Salz, Pfeffer und Zucker würzen.

5. Die vorgegarten Auberginenhälften mit dem gebratenen Gemüse füllen und etwas Öl darüberträufeln. Die gefüllten Auberginen im heißen Ofen (Mitte) ca. 10 Min. backen. Dann die Temperatur auf 220° (Umluft 200°) erhöhen. Käse und Pinienkerne aufstreuen und alles ca. 10 Min. weiterbacken, bis der Käse zerlaufen ist und die Pinienkerne goldbraun sind. Eventuell zum Schluss den Backofengrill dazuschalten und alles ca. 1 Min. übergrillen.

6. Die Auberginen mit den restlichen Kräutern garnieren und warm oder lauwarm servieren – zum Beispiel zu Fladenbrot, Reis oder Baguette.

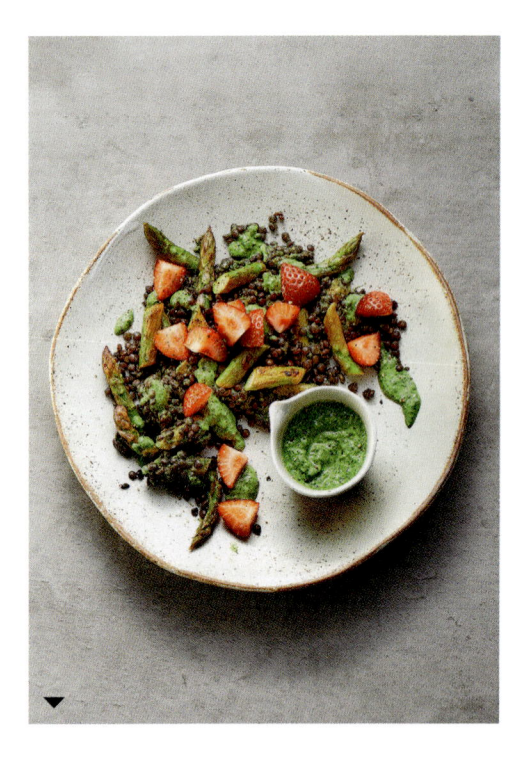

SPARGEL-LINSEN-SALAT MIT ERDBEEREN

200 g Beluga-Linsen • 1 Bund Kräuter für Frankfurter Grüne Soße (ersatzweise je ca. 15 g Schnittlauch, Petersilie und Basilikum) • 200 g Sojaghurt • 1 TL Senf • 4 EL Zitronensaft • 1 TL Agavendicksaft • 3 EL Leinöl • Salz • Pfeffer • 500 g grüner Spargel • 250 g Erdbeeren • 1 EL Olivenöl

Für 4 Personen • 30 Min. Zubereitung
Pro Portion: ca. 320 kcal

1. Die Linsen waschen und in einem Topf in wenig Wasser nach Packungsanweisung weich garen. (Wenn die Linsen über Nacht in Wasser einweichen, können die Nährstoffe besser aufgenommen werden.)
2. Inzwischen für das Dressing die Kräuter waschen und trocken schütteln, die Blätter abzupfen, grob hacken und in einen hohen Rührbecher geben. Sojaghurt, Senf, 2 EL Zitronensaft und Agavendicksaft dazugeben und alles mit dem Pürierstab cremig pürieren. Das Leinöl unterrühren und das Dressing mit Salz und Pfeffer würzen.
3. Den Spargel waschen und im unteren Drittel schälen, holzige Enden abschneiden. Die Stangen schräg in ca. 3 cm lange Stücke schneiden.
4. Die Erdbeeren waschen, putzen und in 1–2 cm große Stücke schneiden.
5. Olivenöl und übrigen Zitronensaft in einer Pfanne erhitzen und den Spargel darin bei großer Hitze je nach Dicke 5–10 Min. garen. Mit den Linsen in eine Salatschüssel geben und ca. 10 Min. abkühlen lassen. Mit dem Dressing mischen und nochmals abschmecken. Den Salat lauwarm auf Teller verteilen und mit den Erdbeeren bestreut servieren.

GESUNDE PROTEINE

Linsen und Sojaghurt liefern reichlich wechseljahresfreundliche Proteine. Lässt man Hülsenfrüchte in Wasser über Nacht einweichen oder leicht keimen, sind sie zudem noch besser verdaulich.

KRAFT GEWINNEN

FRUCHTIGE WALNUSS-ENERGYBALLS

250 g Dörrobst (Pflaumen, Aprikosen, Datteln, Cranberrys) • 125 g Walnusskerne • 30 g Rauchmandeln • Salz • 1 EL Birnendicksaft

Für 4 Personen • 25 Min. Zubereitung
Pro Portion ca. 460 kcal

1. Das Dörrobst gegebenenfalls entsteinen und fein würfeln.
2. Die Walnusskerne und Rauchmandeln grob hacken. Alles zusammen mit 1 Prise Salz und dem Birnendicksaft in einer Küchenmaschine klein häckseln.
3. Aus der Dörrobst-Nuss-Masse mit angefeuchteten Händen kleine etwa walnussgroße Kugeln formen. Die Energyballs am besten in einem luftdicht verschließbaren Behälter aufbewahren.

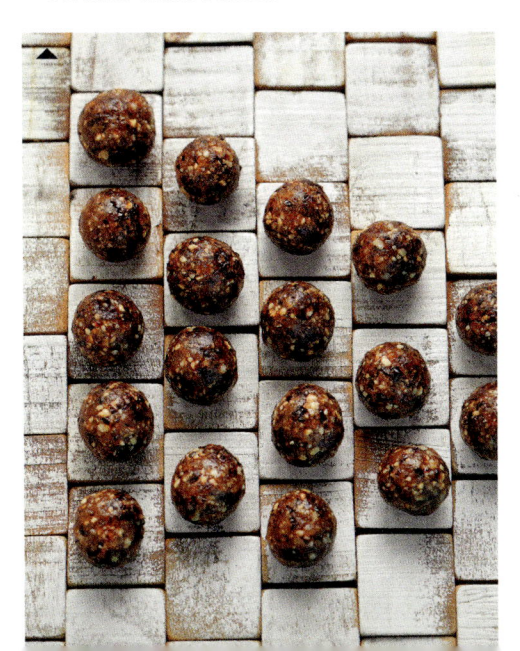

SESAM-APFEL-KOKOS-MUFFINS

1 Vanilleschote • 4 Eier • 90 g Zucker • 100 ml Buttermilch • 6 kleine Äpfel • 200 g Kokosraspel • 200 g gemahlene Mandeln • 1 gehäufte Msp. Johannisbrotkernmehl • 1 TL Natron • 2 TL Backpulver • 2 EL Sesamsamen
Außerdem: 36 Papiermuffinförmchen (7,5 cm Ø)

Für ca. 18 Stück • 40 Min. Zubereitung •
25 Min. Backen
Pro Stück ca. 200 kcal

1. Den Backofen auf 160° vorheizen. Nun je 2 Papiermuffinförmchen ineinanderstellen und auf ein Backblech setzen.
2. Die Vanilleschote längs halbieren und das Mark auskratzen. In einer Rührschüssel die Eier und das Vanillemark mit dem Handrührgerät schaumig schlagen, Zucker und Buttermilch dazugeben und weiterrühren, bis sich der Zucker vollständig gelöst hat.
3. Die Äpfel schälen, von den Kerngehäusen befreien, in sehr kleine Stücke schneiden und sofort in die Eiermasse geben.
4. Kokosraspel, Mandeln, Johannisbrotkernmehl, Natron und Backpulver zügig unter die Ei-Apfel-Masse heben.
5. Die Förmchen mit dem Teig randvoll füllen. Muffins mit Sesam bestreuen und im Backofen (Mitte) ca. 25 Min. backen. Dann den Backofen ausschalten und die Muffins auskühlen lassen.

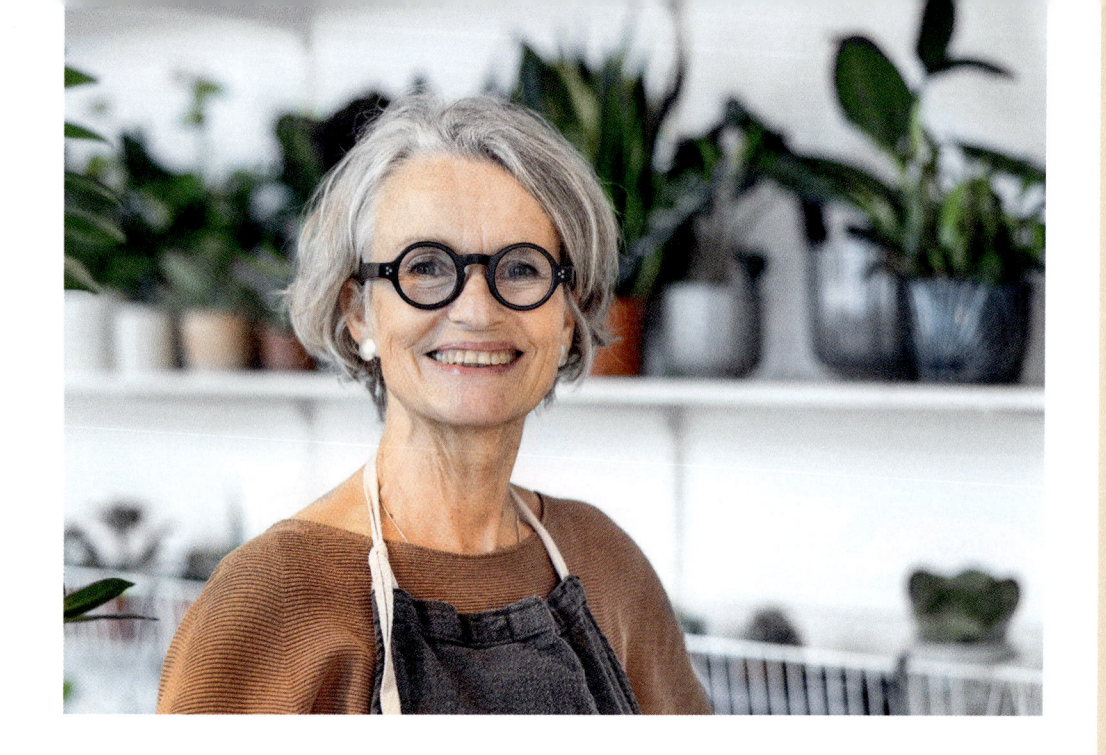

SCHÖN ALTERN

Was bedeutet Schönsein für Sie im Zusammenhang mit dem Älterwerden? Äußere Schönheit, innere Schönheit, gar Weisheit, die einen strahlen lässt, unabhängig davon, wie viele Falten im Gesicht von der Lebendigkeit des Lebens erzählen? Oder gerade, weil die Haut im Gesicht von einem intensiven Leben zeugt und die Fältchen um die Augen den Namen Lachfältchen nicht umsonst tragen? Wir kennen Ihre persönliche Einstellung zum schönen Älterwerden, auch good aging genannt, nicht. Außer Frage steht aber, dass good aging mehr ist als der Versuch, um jeden Preis einen jugendlichen Körper erhalten zu wollen. Denn good aging ist auch immer daran geknüpft, möglichst lange möglichst gesund bleiben zu können, das heißt, viele vitale und zufriedene Jahre zu erleben. Natürlich gehört dazu auch die weibliche Attraktivität, äußerlich mit schöner Haut, glänzenden Haaren und einem Wohlfühlkörper. In diesem Kapitel geht es uns aber um Schönheit im erweiterten Sinne, denn auch die richtige Ernährung lässt Sie von innen und von außen strahlen.

MEDITERRANE ERNÄHRUNG

Wir sind, wie gesagt, Fans der mediterranen Küche. Nicht nur weil sie schmeckt, frisch und vielseitig ist. Eine mediterrane Ernährung mit vielen pflanzlichen Lebensmitteln, guten Ölen, frischem Fisch und frischen Meeresfrüchten, wenig Milchprodukten und geringen Mengen Fleisch und Eiern aus artgerechter Haltung fördert ein langes, gesundes und schönes Leben. Sie enthält Mineralstoffe, gute Proteine, Fette, Vitamine und Antioxidanzien. Wenn das Essen dann noch in gemeinsamer Runde genossen wird, vielleicht mit einem Glas Rotwein – was will man mehr! Die Rezepte in diesem Kapitel sind von der mediterranen Küche inspiriert. Darüber hinaus achten wir bei allen Gerichten auf das Vorhandensein hautfreundlicher Vitamine, Antioxidanzien und Fette. Bei den Vitaminen sind dies die Vitamine A, C, E und die B-Vitamine sowie das Coenzym Q10. Vitamin B_7 (auch als Biotin, Vitamin H oder Beauty-Vitamin bekannt) stärkt Haut, Haare und Nägel. Der Toplieferant für Biotin ist Leber. Wir zeigen aber auch Alternativen auf: Eier, Nüsse und Haferflocken, denn durch diese Nahrungsmittel lässt sich der tägliche Bedarf ebenfalls gut decken. Vitamin C beugt Altersflecken vor und fördert den Kollagenaufbau für eine straffe und elastische Haut und ein starkes Bindegewebe.

Hautpflege von innen

Auch die Antioxidanzien Selen, Zink, Carotinoide und sekundäre Pflanzenstoffe wie die Flavonoide unterstützen allesamt die Haut. So filtert der rote Pflanzenfarbstoff Lycopin Schadstoffe aus den Hautzellen und verlangsamt die Hautalterung. Auch Omega-3-Fettsäuren wirken wie ein Gesundbrunnen. Diese Fettsäuren sind Teil der Schutzbarriere der Haut und verhindern deren Austrocknen. Dadurch bleibt die Haut elastisch und fest. Omega-3-Fettsäuren haben zudem eine entzündungshemmende Wirkung. Gerade bei Hautalterungsprozessen und -erkrankungen ist dieser Effekt nicht zu unterschätzen. Und auch hier kommt wieder die Matrix ins Spiel: Zink hilft, die wertvollen Omega-3-Fettsäuren zu verstoffwechseln.

> **VITAMIN-ÖL-KOMBI**
>
> Die fettlöslichen Vitamine A, D, E und K benötigen, wie der Name schon sagt, Fett, damit sie wirken können. Also bitte einen Tropfen Öl ins Essen geben, damit sie optimal resorbiert werden können.

SKYR-SMOOTHIE MIT BIRNE

20 g Nüsse nach Wahl (z. B. Haselnüsse, Walnüsse, Pekannüsse) • 2 kleine reife Birnen (ca. 300 g) • 1 EL Zitronensaft • 250 g veganer Skyr • 50 g zarte Haferflocken • 100 ml Mandeldrink (ungesüßt) • ½ TL gemahlene Bourbon-Vanille • 150 g Erdbeeren • 2 TL Mohn • 2 TL Reissirup (nach Belieben)

Für 2 Personen • 20 Min. Zubereitung
Pro Portion ca. 370 kcal

1. Die Nüsse grob hacken und in einer Pfanne ohne Fett bei mittlerer Hitze rösten. Vom Herd nehmen und abkühlen lassen.
2. Die Birnen waschen, vierteln, entkernen. Vier Birnenviertel sofort mit dem Zitronensaft beträufeln, damit sie sich nicht bräunlich färben, und beiseitelegen. Übrige Birnenviertel grob würfeln und mit Skyr, Haferflocken, Mandeldrink und Vanille im Standmixer oder in einem hohen Rührgefäß mit dem Pürierstab cremig pürieren.
3. Den Smoothie auf zwei Bowls (Schalen) verteilen und ca. 5 Min. quellen lassen.
4. Inzwischen die Erdbeeren kurz abbrausen, putzen und je nach Größe halbieren oder vierteln. Birnenviertel in feine Scheiben schneiden.
5. Die Smoothie-Bowl mit Birnenscheiben, Erdbeeren, Nüssen und je 1 TL Mohn bestreuen. Nach Belieben mit je 1 TL Reissirup beträufeln und servieren.

KURKUMA-MILCHREIS

2 EL Mandelstifte • 1 Stück Ingwer (2 cm lang) • 150 g Milchreis • 2 EL Zucker • Pfeffer • 1 TL gemahlene Kurkuma • ½ TL Zimtpulver • 400 ml Milch • 1 reife Mango
Außerdem: Ahornsirup zum Beträufeln

Für 2 Personen • 25 Min. Zubereitung
Pro Portion ca. 660 kcal

1. Die Mandelstifte in einem Topf ohne Fett bei mittlerer Hitze goldbraun rösten und herausnehmen.
2. Den Ingwer schälen und fein reiben.
3. Den Milchreis mit Zucker, reichlich Pfeffer, Kurkuma und Zimt in den Topf geben, die Milch angießen und zum Kochen bringen. Den Milchreis bei kleinster Hitze unter häufigem Rühren 20 Min. köcheln lassen.
4. In der Zwischenzeit die Mango schälen und das Fruchtfleisch in großen Stücken vom Kern schneiden. Sobald der Reis gar ist, die Körner aber noch etwas Biss haben, die Mangostücke kurz unterrühren.
5. Zum Servieren den Milchreis mit Ahornsirup beträufeln und mit den gerösteten Mandelstiften bestreuen.

SCHÖN ALTERN

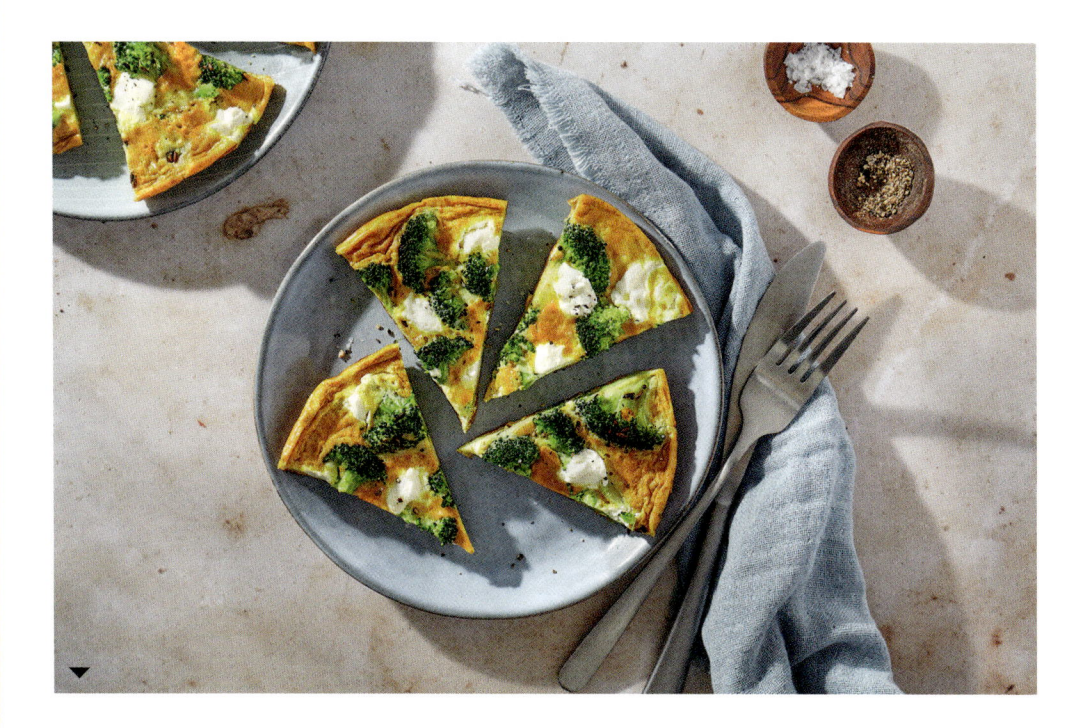

BROKKOLI-CURRY-OMELETTE

500 g Brokkoli • 4 Eier (M) • 50 ml Milch (1,5 % Fett) • Salz • Pfeffer • 1 Msp. Cayennepfeffer • 2 TL Currypulver • 2 TL Olivenöl • 1 TL Kreuzkümmelsamen • ½ TL braune Senfsamen (aus dem Asienladen) • 50 g Frischkäse (16 % Fett)

Für 2 Personen • 20 Min. Zubereitung
Pro Portion ca. 340 kcal

1. Den Brokkoli waschen, putzen und in kleine Röschen teilen. Die Stiele schälen, von den holzigen Teilen befreien und in Scheibchen schneiden. Den Brokkoli in einen Dämpfeinsatz geben. Etwas Wasser in einem Topf aufkochen. Den Brokkoli zugedeckt über dem Dampf in 4 Min. garen.
2. Inzwischen die Eier mit Milch, Salz, Pfeffer, Cayennepfeffer und Curry verquirlen.
3. Das Olivenöl in einer Pfanne erhitzen. Die Kreuzkümmel- und Senfsamen unter Rühren 1 Min. rösten, bis sie duften. Den Brokkoli zugeben und unter Rühren 1–2 Min. braten.
4. Die Eiermilch über den Brokkoli gießen, dann den Frischkäse in Flöckchen darauf verteilen. Zugedeckt bei schwacher Hitze in ca. 4 Min. stocken lassen und dann sofort servieren.

BOHNENSALAT MIT GARNELEN

500 g rohe TK-Garnelen (küchenfertig) • 300 g grüne Bohnen • Salz • 1 Dose Cannellini-Bohnen (225 g Abtropfgewicht) • 1 Römersalatherz • 2 Frühlingszwiebeln • 1 Bund Koriandergrün • 4 EL Limettensaft • 3 EL Rapsöl • 1 EL Zucker • 1 Avocado • Pfeffer

Für 4 Personen • 30 Min. Zubereitung
Pro Portion ca. 370 kcal

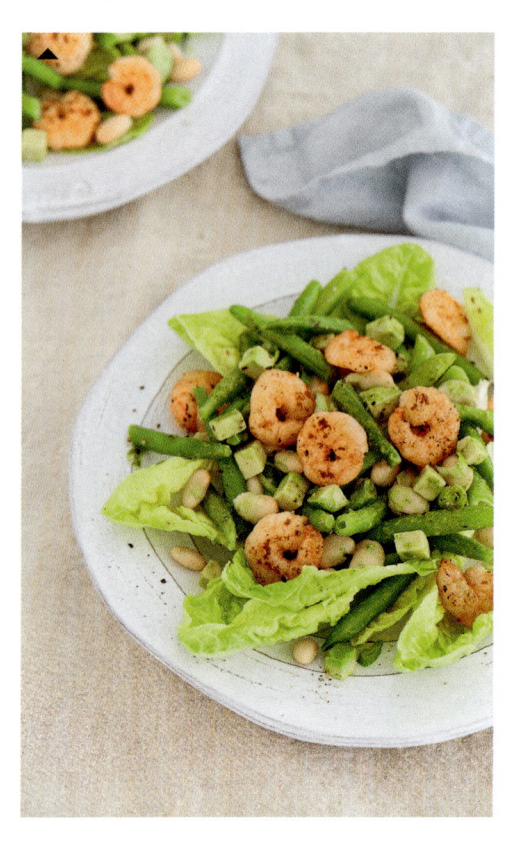

1. Die Garnelen auftauen lassen. Die grünen Bohnen waschen, putzen, eventuell halbieren und in kochendem Salzwasser ca. 12 Min. garen. Dann abgießen, kalt abschrecken und abkühlen lassen.
2. Inzwischen die Cannellini-Bohnen auf ein Sieb gießen, kalt abspülen und gut abtropfen lassen.
3. Den Salat putzen, waschen und gut trocken tupfen. Die Frühlingszwiebeln putzen, waschen und fein schneiden.
4. Für das Dressing den Koriander waschen, trocken schütteln und die Blätter samt der feinen Stiele in einen Blitzhacker geben. Limettensaft, 2 EL Öl und Zucker zugeben und alles mixen.
5. Die Avocado halbieren, den Kern entfernen. Das Fruchtfleisch aus der Schale lösen und in kleine Würfel schneiden.
6. Grüne und weiße Bohnen, Avocado und Frühlingszwiebeln vorsichtig unter das Dressing mischen, zur Seite stellen.
7. Die Garnelen kalt abspülen, abtropfen lassen und gut trocken tupfen. Das restliche Öl in einer beschichteten Pfanne erhitzen und die Garnelen darin unter Wenden ca. 5 Min. anbraten. Mit Salz und Pfeffer würzen. Die Salatblätter auf Tellern ausbreiten. Den Bohnensalat darauf anrichten und die Garnelen daraufgeben.

DINKEL-LUNCHSALAT

120 g Zartdinkel • Salz • 100 g Radieschen • 2 Möhren • 50 g Baby-Blattspinat • 40 g frische Sprossen (z. B. Radieschen, Linsen) • 100 g Kräutermischung für Grüne Soße (z. B. Petersilie, Kresse, Schnittlauch, Sauerampfer, Kerbel) • 1 EL Kerne-Mix (z. B. Sonnenblumen-, Kürbis-, Pinienkerne)

Für das Dressing: *200 g Seidentofu • 2 EL Apfelessig • 2 TL Dijonsenf • 1 TL Reissirup • 1 EL Olivenöl • 1 EL Leinöl • Meersalz • Pfeffer*

Außerdem: *2 Gläser mit Drehverschluss (à 1 l)*

Für 2 Personen • 35 Min. Zubereitung
Pro Portion ca. 450 kcal

1. Dinkel nach Packungsanleitung in Salzwasser kochen, dann in ein Sieb abgießen, kalt abschrecken und gut abtropfen lassen.
2. Für das Dressing den Seidentofu mit Essig, Senf, Reissirup und 3 EL Wasser fein pürieren. Oliven- und Leinöl untermixen. Mit Salz und Pfeffer abschmecken.
3. Die Radieschen waschen, putzen und in feine Scheiben schneiden. Möhren schälen und grob raspeln. Spinat verlesen, waschen und trocken schleudern, harte Stiele entfernen. Sprossen in einem Sieb abbrausen und gut abtropfen lassen. Die Kräuter waschen, trocken schütteln, Blättchen von den Stielen zupfen und fein schneiden.
4. Zuerst den Dinkel in die Gläser füllen, mit den Kräutern bestreuen. Das Dressing darauf geben, dann nacheinander Radieschen und Möhren darüberschichten. Den Spinat darauf verteilen. Mit Sprossen und Kernen bestreuen. Die Gläser verschließen und (über Nacht) in den Kühlschrank stellen. Zum Servieren den Salat auf einen Teller stürzen und gut mischen.

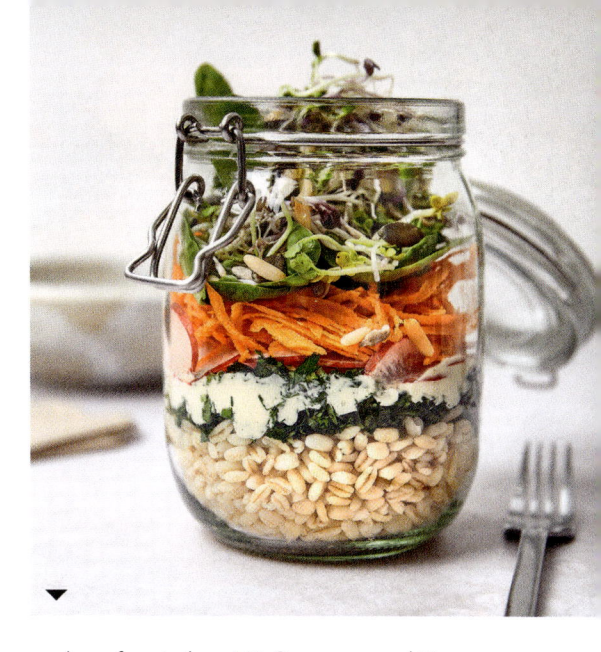

SPICE UP YOUR SKIN

Verwenden Sie folgende Gewürze und Kräuter reichlich in der Gemüseküche, sie schmeicheln der Haut:
- Basilikum enthält Vitamin A und B sowie Eisen und Flavonoide.
- Cumin liefert Vitamin A und C.
- Kurkuma punktet mit B- und C-Vitaminen sowie Eisen.
- Petersilie enthält die Vitamine A, B, C sowie Eisen und Flavonoide.
- Schnittlauch versorgt uns mit Vitamin A und C sowie Eisen.

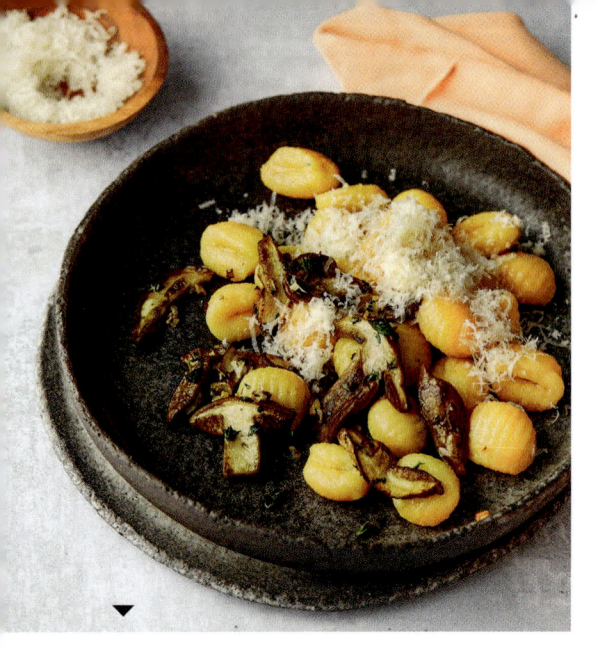

KÜRBISGNOCCHI MIT STEINPILZEN

650 g Kürbis • 300 g mehligkochende Kartoffeln • 250–300 g Mehl • 1 Ei (M) • 50 g Butter • Salz • Pfeffer • frisch geriebene Muskatnuss • 500 g Steinpilze (ersatzweise Champignons) • 1 Schalotte • 2 Knoblauchzehen • 6 Zweige Thymian • ½ Bund glatte Petersilie • 2 EL Öl

Außerdem: feuerfeste Form • Öl für die Form • Mehl für die Arbeitsfläche • geriebener Parmesan

Für 6 Personen • 2 Std. Zubereitung
Pro Portion ca. 360 kcal

1. Den Backofen auf 200° vorheizen. Die Form dünn mit Öl ausstreichen.
2. Den Kürbis schälen, die Kerne und Fasern entfernen. Ca. 500 g Kürbisfleisch in kleine Stücke schneiden, in die Form geben und im heißen Backofen (Mitte) 50–60 Min. garen. Den Kürbis dann herausnehmen, etwas abkühlen lassen und durch die Kartoffelpresse in eine Schüssel drücken.
3. Inzwischen die Kartoffeln ungschält in ca. 20 Min. weich garen. Abgießen, abkühlen lassen, pellen und durch die Kartoffelpresse zum Kürbis drücken.
4. 250 g Mehl, das Ei, 20 g Butter, Salz, Pfeffer und etwas Muskat zur Kürbis-Mischung geben und alles zu einem Teig verarbeiten. Bei Bedarf noch etwas Mehl unterkneten.
5. In einem großen Topf reichlich Salzwasser aufkochen. Den Teig auf wenig Mehl zu ca. 2 cm dünnen Rollen formen. Die Teigrollen in ca. 2 cm große Stücke schneiden. Die Gnocchi portionsweise in das siedende Wasser geben. Wenn sie an der Oberfläche schwimmen, mit einem Schaumlöffel herausnehmen, abtropfen lassen und bei 100° im Ofen warm stellen.
6. Die Pilze gründlich putzen, feucht abreiben und in dünne Scheiben schneiden. Die Schalotte und den Knoblauch schälen, beides fein hacken. Die Kräuter waschen und trocken schütteln. Die Thymianblätter abzupfen, die Petersilienblätter hacken.
7. Die übrige Butter und das Öl erhitzen und die Pilze darin ca. 2 Min. kräftig anbraten. Schalotte und Knoblauch zugeben und kurz mitbraten. Die Kräuter untermischen, salzen und pfeffern. Die Gnocchi und Pilze auf sechs vorgewärmten Tellern anrichten und mit geriebenem Parmesan bestreuen.

ORIENT-BOWL MIT SESAM-HÄHNCHEN

450 g TK-Dicke-Bohnen • 1 Dose Kichererbsen (265 g Abtropfgewicht) • 2 rote Spitzpaprika • 3 Frühlingszwiebeln • ½ Salatgurke • 2 EL Zitronensaft • 3 EL Olivenöl • 1 gehäufter TL Harissa (scharfe Würzpaste) • Salz • ½ Bund Minze • 200 g Schafskäse (Feta) • 100 g Joghurt • Pfeffer • 300 g Hähnchenbrustfilets • 50 g geschälter Sesam

Für 4 Personen • 45 Min. Zubereitung
Pro Portion ca. 535 kcal

1. Die gefrorenen Bohnenkerne in reichlich Wasser aufkochen und 7–8 Min. garen. Inzwischen die Kichererbsen abgießen, abspülen und gut abtropfen lassen.
2. Die Paprika halbieren, weiße Trennwände und Kerne entfernen, die Hälften waschen und in schmale Streifen schneiden. Die Frühlingszwiebeln putzen, waschen und in schmale Röllchen schneiden. Die Gurke streifig schälen, waschen, längs halbieren und die Kerne mit einem Löffel herauskratzen. Fruchtfleisch der Gurke in schmale Scheiben schneiden.
3. Die Bohnenkerne abgießen, kalt abschrecken, kurz abkühlen lassen und aus den Häutchen drücken.
4. Den Zitronensaft mit 1 EL Öl und Harissa glatt rühren. Mit Salz abschmecken. Die Kichererbsen und die Bohnenkerne untermischen.
5. Für den Dip die Minze waschen und trocken schütteln. Die Blättchen von den Stielen zupfen und fein hacken. Den Feta zerbröckeln und mit dem Joghurt glatt pürieren. Die Minze unterheben, mit Salz und Pfeffer abschmecken.
6. Die Hähnchenfilets waschen, trocken tupfen und in schmale Scheiben schneiden. Von beiden Seiten salzen und pfeffern und in Sesam wälzen.
7. Das restliche Öl in einer beschichteten Pfanne erhitzen. Die Sesam-Hähnchen darin bei nicht zu starker Hitze pro Seite in 5 Min. goldbraun braten.
8. Inzwischen für die Bowls je ein Viertel des Kichererbsen-Mix, der Paprika, der Frühlingszwiebeln, der Gurke und des Dips dekorativ in Schalen geben. Dann die Hähnchen darauf anrichten und servieren.

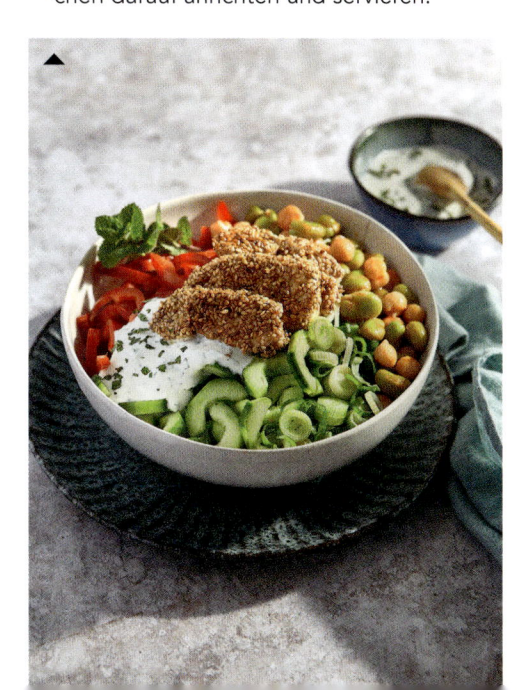

SOMMERSALAT MIT CASHEW-DRESSING

1 Knoblauchzehe • 3 EL Zitronensaft • Meersalz • Pfeffer • 1½ EL Olivenöl • 200 g Tofu • ½ Kopfsalat • 30 g Rucola • 2 Frühlingszwiebeln • 125 g bunte Kirschtomaten (rot und gelb) • 1 kleine Avocado
Für das Dressing: 30 g Cashewkerne • 20 g Mandeln • 1 EL Hefeflocken • ½ TL Salz • 2 EL Weißweinessig • 2 EL Joghurtalternative mit Soja, Hafer oder Mandeln • Pfeffer

Für 2 Personen • 40 Min. Zubereitung
Pro Portion ca. 460 kcal

1. Den Knoblauch schälen und fein würfeln. Mit 2 EL Zitronensaft, Salz, Pfeffer und ½ EL Olivenöl vermischen. Den Tofu trocken tupfen und in 1–2 cm große Würfel schneiden, in der Marinade wenden und marinieren, bis der Salat vorbereitet ist.
2. Für das Dressing die Cashewkerne und Mandeln mit Hefeflocken und Salz in den Blitzhacker geben und feinstückig zerkleinern. Dann Essig, Joghurtalternative und 4–5 EL warmes Wasser zufügen. Alles cremig pürieren, salzen und pfeffern.
3. Kopfsalat waschen, trocken schleudern und die Blätter in Stücke zupfen. Den Rucola waschen, trocken schütteln und grobe Stiele entfernen. Die Frühlingszwiebeln waschen und putzen und in Ringe schneiden.
4. Die Kirschtomaten waschen und halbieren. Avocado halbieren, entkernen, das Fruchtfleisch am Stück aus der Schale lösen und die Hälften quer in Scheiben schneiden. Sofort mit dem restlichem Zitronensaft beträufeln.
5. Alle Salatzutaten auf zwei Tellern anrichten. Den Tofu aus der Marinade nehmen, abtropfen lassen und trocken tupfen.
6. Das restliche Öl in einer Pfanne erhitzen und den Tofu darin bei mittlerer Hitze rundherum in 4–5 Min. goldbraun braten. Tofu auf dem Salat verteilen. Dressing und Tofumarinade darüberträufeln und sofort servieren.

SCHICHTDESSERT GRIECHISCHER ART

1 EL Honig • 60 g grob gehackte Nüsse (z. B. Walnüsse) • ½ Bio-Orange • 400 g griechischer Joghurt (10 % Fett) • 2 EL brauner Zucker • 8 Blätter Minze

Für 4 Personen • 15 Min. Zubereitung •
2 Std. Kühlen
Pro Portion ca. 255 kcal

1. Den Honig bei schwacher Hitze in einem Topf schmelzen, Nüsse daruntermischen.
2. Die Orange heiß abwaschen, die Schale abreiben und den Saft auspressen. Joghurt, Orangensaft und -schale verrühren und mit Zucker und Nuss-Honig schichtweise in Gläser füllen, dabei mit der Nuss-Honig-Mischung abschließen. Das Dessert ca. 2 Std. kalt stellen, dann mit Minzeblättern garnieren und servieren.

ORANGEN-REIS-AUFLAUF

1 Vanilleschote • 1 l Milch • 300 g Rundkornreis • 150 g Zucker • 3 Bio-Orangen • 80 g Mandelstifte • 3 EL gehacktes Orangeat • 3 EL Butter • 4 Eier (M) • 2 Msp. Zimtpulver • 3 EL Orangenlikör (nach Belieben) • 2 EL Puderzucker

Außerdem: 1 große Auflaufform

Für 6 Personen • 40 Min. Zubereitung •
40 Min. Backen
Pro Portion ca. 750 kcal

1. Die Vanilleschote längs aufschlitzen und das Mark herauskratzen. Das Mark, die leeren Schotenhälften, die Milch, den Reis und 75 g Zucker in einem Topf mischen. Einmal aufkochen und den Reis zugedeckt bei schwacher Hitze ca. 20 Min. garen. Dabei gelegentlich umrühren, damit der Reis nicht anklebt. Den Topf vom Herd nehmen und den Milchreis leicht auskühlen lassen, die Vanilleschote entfernen.
2. Inzwischen die Orangen heiß waschen und abtrocknen. Von 1 Frucht die Schale dünn abreiben. Dann alle Orangen so schälen, dass die weiße Haut mitentfernt wird. Die Filets mit einem scharfen Messer aus den Trennhäutchen schneiden, dabei den Saft der Orangen auffangen.
3. Die Mandelstifte in einer Pfanne ohne Fett hellbraun rösten. Das Orangeat fein hacken.
4. Den Backofen auf 180° vorheizen, die Auflaufform mit knapp 1 EL Butter fetten. Die Eier trennen, die Eiweiße steif schlagen. Dabei nach und nach den restlichen Zucker einrieseln lassen.
5. Die Eigelbe, ca. 1 TL Orangenschale, den Orangensaft, die Mandeln, das Orangeat, den Zimt und nach Belieben den Likör in den Reis rühren. Orangenfilets und Eischnee unterheben.
6. Die Reismasse in die Form füllen und im vorgeheizten Backofen (Mitte, Umluft 160°) ca. 25 Min. garen. Dann die übrige Butter schmelzen und auf den Auflauf träufeln, den Puderzucker darüberstreuen. Die Ofentemperatur auf 200° erhöhen und den Auflauf ca. 15 Min. weiterbacken, bis die Oberfläche knusprig karamellisiert ist.

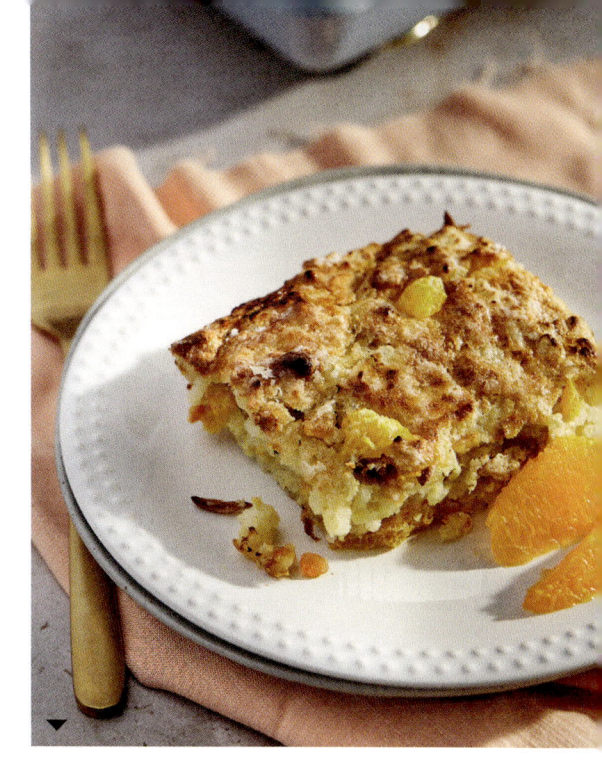

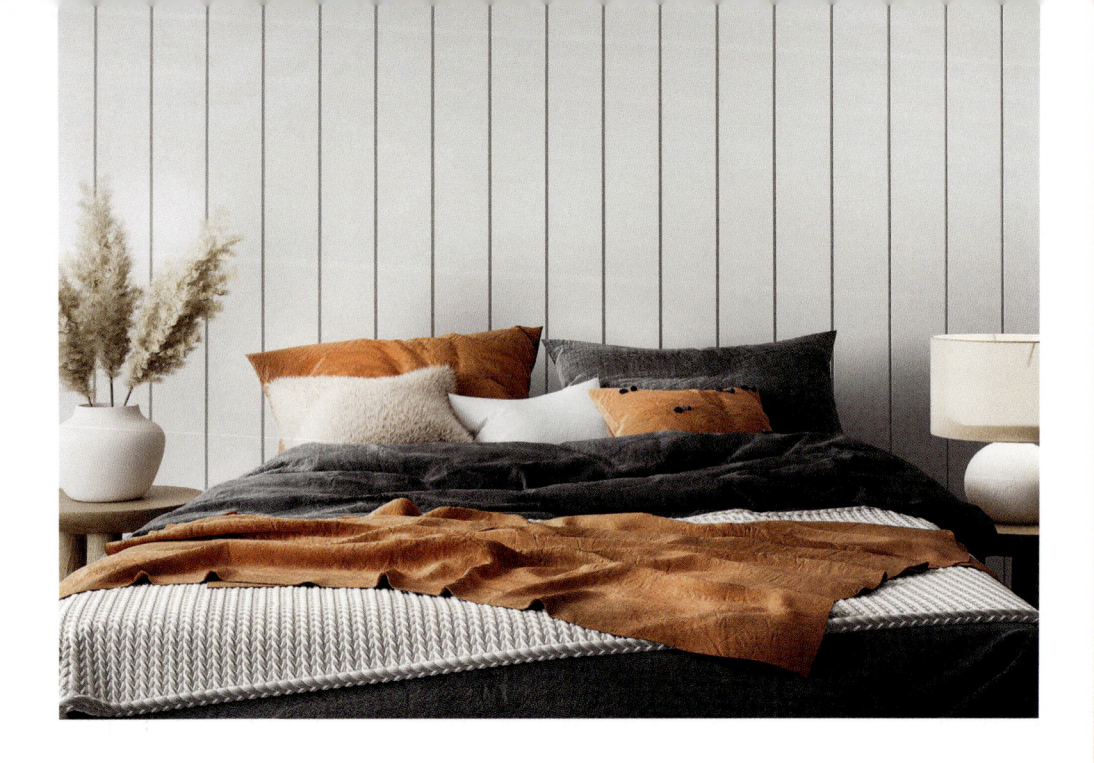

BESSER SCHLAFEN

Wer schon einmal unter einem schlimmen Jetlag gelitten hat, weiß, was Schlafmangel bedeutet: schlechte Laune, blank liegende Nerven, müder Kopf, die Verdauung ist durcheinander und überhaupt ist alles aus dem Lot. Kein Wunder, denn im Schlaf regenerieren sich Körper und Geist. Zellen werden repariert, Entzündungen bekämpft. Der Insulinspiegel, der Blutdruck und der Puls fahren herunter. Darum ist Schlaf der beste Jungbrunnen. Er hält uns schön, schlank, fit und entspannt. In der Perimenopause und in den Wechseljahren verhindert vor allem der Progesteronmangel einen entspannten Schlaf. Das müssen Sie jedoch nicht hinnehmen: Mit den richtigen Rezepten und den passenden Lebensmitteln können Sie wieder entspannt ins Reich der Träume einsinken.

PROGESTERONMANGEL AUSGLEICHEN

Um den Körper bei einem Progesteronmangel zu unterstützen, helfen Lebensmittel mit natürlichem Progesteron. Dazu gehören neben anderen Ananas, Buchweizen, Linsen, Leinsamen und Kakao.

Auch Lebensmittel, die den Östrogenhaushalt regulieren wie Kreuzblütler mit dem Inhaltsstoff DIM **(siehe Seite 29)**, können helfen, eine Östrogendominanz auszugleichen und dadurch Progesteron wieder einen größeren Stellenwert zu geben. DIM-reich sind zum Beispiel Brokkoli, Rosenkohl, Blumenkohl, Grünkohl und Mangold.

Tryptophanhaltig ernähren

Die Produktion des Schlafhormons Melatonin hängt eng mit dem Glückshormon Serotonin zusammen. Letzteres wird unter anderem aus der Aminosäure L-Tryptophan hergestellt. Ab **Seite 128** finden Sie besonders viele tryptophanhaltige Rezepte. Schauen Sie auch dort nach, wenn Sie unter Schlafmangel leiden. Mit Tryptophan versorgen uns unter anderem Kichererbsen, Linsen und Haferflocken.

Intervallfasten anpassen

Wir möchten Frauen mit chronischen Schlafstörungen durch ein Hormonungleichgewicht davon abraten, das beliebte und durchaus auch gesundheitsförderliche Intervallfasten so zu gestalten, dass sie abends nichts mehr essen. Durch eine eventuelle Unterzuckerung in der Nacht wacht man auf, schläft schlecht wieder ein und das war's dann mit dem erholsamen Schlaf. Besser beim Intervallfasten morgens das Frühstück weglassen.

Hitzeattacken stören die Nachtruhe

Natürlich unterbrechen auch nächtliche Hitzewallungen den Schlaf. Verzichten Sie probeweise einmal auf scharf gewürztes Essen mit Gewürzen wie Chili. Auch Kaffee und Alkohol verstärken bei einigen Frauen Hitzewallungen und nächtliches Schwitzen.

Darum setzen wir in diesem Kapitel auf eine gemüse- und ballaststoffreiche Ernährung mit Sojaprodukten. Wir bieten weniger Kalorien an, denn auch eine Gewichtsnormalisierung kann gegen Hitzewallungen helfen. Außerdem sparen wir an raffiniertem Zucker, denn auch er kann Hitzeattacken verstärken.

GUTE-NACHT-SCHLUCK

Auch Sauerkirschen enthalten das Schlafhormon Melatonin sowie die Aminosäure Tryptophan. Trinken Sie deshalb eine halbe Stunde vor dem Einschlafen ein Glas kalten frischen Sauerkirschsaft. Das fördert das Durchschlafen.

Ein Tee aus je 1 EL Lavendel, Melisse, Baldrian und Hopfen, gesüßt mit etwas Honig, sorgt ebenfalls für guten Schlaf und mildert nächtliche Hitzewallungen ab.

HIMBEER-LAVENDEL-FRUCHTAUFSTRICH

800 g reife Himbeeren • 1 TL getrocknete Lavendelblüten • ½ Vanilleschote • 1 Zitrone • 50 g Birkenzucker • 2 gestrichene TL Agar-Agar
Außerdem: 4 Twist-off-Gläser à 250 g

Für 4 Gläser (à 250 g) • ca. 20 Min. Zubereitung
Pro Portion (20 g) ca. 12 kcal

1. Die Himbeeren verlesen. Die Lavendelblüten im Mörser etwas zerstoßen. Das Vanillemark aus der Schote kratzen. Die Zitrone halbieren und auspressen.
2. Alles mit dem Birkenzucker in einen Topf geben und etwa 2 Min. kochen lassen.
3. Anschließend gründlich durch ein feines Sieb streichen und etwas abkühlen lassen.
4. Das Agar-Agar unter den Himbeermix rühren und unter ständigem Rühren ca. 3 Min. sprudelnd kochen lassen.
5. Die Marmeladengläser heiß ausspülen und den Fruchtaufstrich einfüllen. Die Gläser verschließen und zum Abkühlen auf den Kopf stellen.

HALTBARKEIT
Kochend heiß in saubere Twist-off-Gläser gefüllt, hält sich der Fruchtaufstrich im Kühlschrank ungeöffnet etwa sechs Monate. Nach dem Öffnen sollten Sie ihn innerhalb von etwa zwei Wochen aufbrauchen.

APFELBROT MIT SANDDORN-QUARK-DIP

500 g Bio-Äpfel • 100 g Zucker • 150 g gemahlene Mandeln • 50 g gemischte Ölsaaten (z. B. Leinsamen, Kürbiskerne) • 200 g helle Mehlmischung • 1 Pck. Backpulver • 1 Msp. Natron • 1 TL Kakaopulver • 1 TL Zimtpulver • 200 g Magerquark • 2 EL Sahne • 1 TL Honig • 3 EL Sanddornsaft
Außerdem: Butter für die Form, gehackte Pistazien zum Bestreuen

Für 1 Kastenform (25 cm lang) • 15 Min. Zubereitung • 12 Std. Ruhen • 1 Std. 15 Min. Backen
Pro Portion ca. 690 kcal

1. Die Äpfel waschen, vierteln und vom Kerngehäuse befreien. Apfelviertel sehr fein hobeln und mit dem Zucker bestreuen. Über Nacht abgedeckt ziehen lassen.
2. Am nächsten Morgen den Backofen auf 175° vorheizen und die Kastenform gut einfetten.
3. Die Äpfel mit Mandeln, Ölsaaten, Mehl, Backpulver, Natron, Kakao und Zimt von Hand zu einem homogenen Teig kneten.
4. Den Teig in die Form füllen und im heißen Ofen (Mitte) 1 Std. 15 Min. backen.
5. Für den Dip den Quark zuerst mit Sahne und Honig verrühren, dann den Sanddornsaft gut untermischen.
6. Das Brot etwas auskühlen lassen. Lauwarm anschneiden und den Dip auf die Scheiben streichen. Die Brote mit Pistazien bestreuen und servieren.

BESSER SCHLAFEN

OFENLACHS MIT KÜRBIS

*1 Stück Ingwer (2 cm) • 100 ml Orangensaft •
3 EL Sojasauce • 2 Stücke Lachsfilet (à 200 g) •
½ Hokkaido-Kürbis (ca. 500 g Fruchtfleisch) •
1 Brokkoli • Salz • 2 EL heller ungeschälter Sesam •
1 EL Sesamöl*

Außerdem: *Öl für das Blech*

*Für 2 Personen • 20 Min. Zubereitung •
40 Min. Backen
Pro Portion ca. 805 kcal*

1. Den Ingwer schälen und sehr fein hacken oder durch die Knoblauchpresse drücken. In einem tiefen Teller mit Orangensaft und Sojasauce mischen.
2. Den Lachs abbrausen und trocken tupfen. Eventuelle Gräten mit den Fingerspitzen ertasten und mit einer Pinzette herauszupfen. Den Lachs dann in die Marinade legen und zwischendurch immer wieder wenden.
3. Den Backofen auf 200° vorheizen. Ein Backblech großzügig einölen.
4. Den Kürbis waschen, die Kerne und das faserige Fruchtfleisch entfernen, unschöne Stellen an der Schale abschneiden und das Kürbisfruchtfleisch mitsamt Schale in dünne Spalten schneiden.
5. Den Brokkoli putzen, waschen und in Röschen teilen. Den Stiel schälen und grob würfeln. Kürbis und Brokkoli auf dem Blech im Öl wenden, verteilen und salzen. Das Gemüse im heißen Backofen (Mitte) 30 Min. backen.
6. Den Lachs aus der Marinade nehmen, salzen und ebenfalls auf das Blech legen. Die Marinade über das Gemüse träufeln und alles noch 10 Min. backen, bis der Lachs gar ist.
7. Das Blech herausnehmen, Lachs und Gemüse mit Sesam bestreuen und mit Sesamöl beträufeln. Sofort servieren.

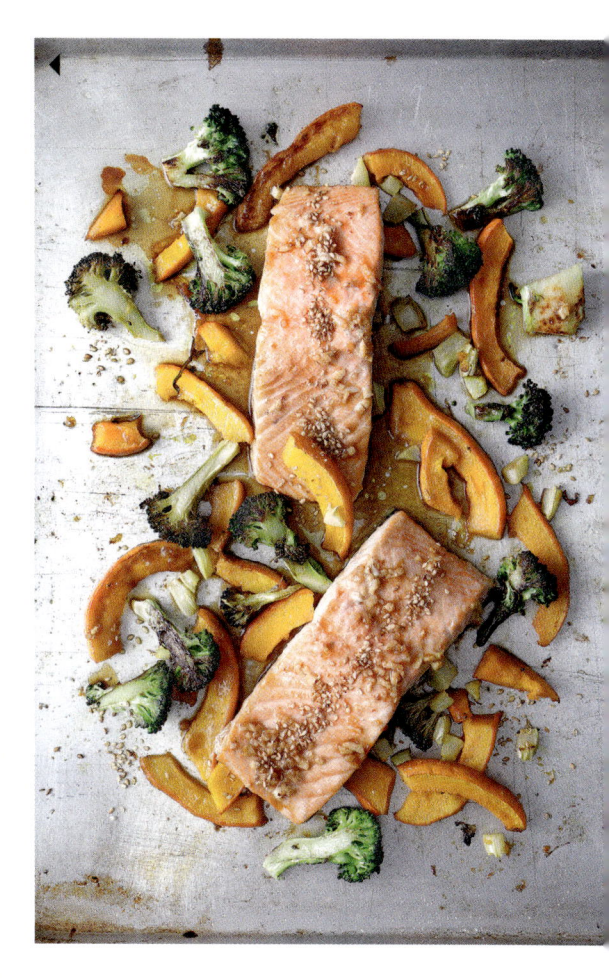

PASTA MIT KÜRBIS UND SALBEI

½ kleiner Hokkaido-Kürbis (ca. 250 g Fruchtfleisch) • ½ dünne Stange Lauch • 8 Blätter Salbei • ½ Bio-Zitrone • 2 EL Olivenöl • 1 EL Butter • 150 g kurze Nudeln (z. B. dünne Makkaroni) • 100 g Sahne • 450 ml kräftige Gemüsebrühe • Salz • Pfeffer • Piment d'Espelette • 30 g Parmesan (nach Belieben)

Für 2 Personen • 30 Min. Zubereitung
Pro Portion ca. 725 kcal

1. Den Kürbis waschen und die Kerne sowie das faserige Fruchtfleisch entfernen. Unschöne Stellen an der Schale abschneiden und den Kürbis mit Schale in ca. 1 cm große Würfel schneiden.
2. Den Lauch halbieren, gründlich waschen und quer in dünne Streifen schneiden. Die Salbeiblätter mit Küchenpapier trocken abreiben. 1 Salbeiblättchen hacken.
3. Die Zitronenhälfte heiß waschen und abtrocknen. Die Schale fein abreiben, den Saft auspressen.
4. Das Olivenöl mit der Butter in einem Topf stark erhitzen. Die ganzen Salbeiblätter darin bei großer Hitze kurz braten, mit einem Schaumlöffel herausnehmen und auf Küchenpapier abtropfen lassen.
5. Die Kürbiswürfel und den Lauch im verbliebenen Fett bei kleiner Hitze ca. 1 Min. unter Rühren andünsten.
6. Die Nudeln einrühren. Die Sahne und die Gemüsebrühe dazugießen und bei großer Hitze zugedeckt aufkochen. Dann die Hitze reduzieren. Alles mit Salz, Pfeffer, Piment d'Espelette, 1 TL Zitronenschale und dem gehackten Salbei würzen und nach Packungsanweisung der Nudeln bei kleiner Hitze offen ca. 10 Min. köcheln lassen. Dabei immer mal umrühren und eventuell noch etwas Wasser angießen.
7. Inzwischen den Parmesan (falls verwendet) reiben. Wenn die Nudeln bissfest sind und die Flüssigkeit fast vollständig aufgenommen haben, den Topf vom Herd nehmen. Das Gericht mit Zitronensaft, Salz und Pfeffer abschmecken und mit Salbei und nach Belieben Parmesan bestreut servieren.

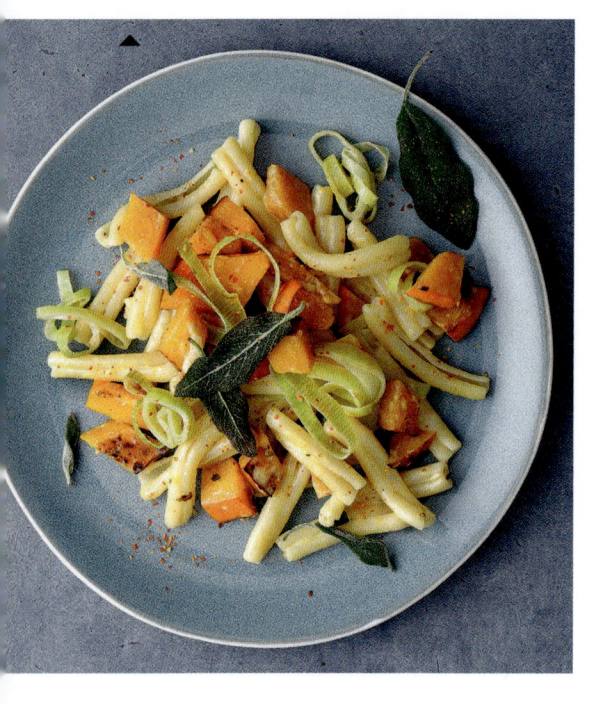

GRÜNER COUSCOUS MIT SARDINEN

1 Knoblauchzehe • 1 kleine rote Zwiebel • 2 EL Olivenöl • ½ TL gemahlener Kreuzkümmel • ½ TL gemahlener Koriander • 1 TL edelsüßes Paprikapulver • 1 Prise Pul Biber (scharfes Paprikagewürz, nach Belieben) • 50 g TK-Petersilie • Salz • 200 g Couscous • 1 Dose Ölsardinen (ca. 60 g Abtropfgewicht)

Außerdem: frische Kräuter (z. B. Minze, Petersilie, Koriandergrün)

Für 2 Personen • 15 Min. Zubereitung
Pro Portion ca. 545 kcal

1. Den Knoblauch schälen und in feine Würfel schneiden. Die Zwiebel schälen und in dünne Ringe schneiden.
2. Das Olivenöl in einem Topf erhitzen und den Knoblauch darin bei kleiner Hitze ca. 2 Min. anschwitzen. Kreuzkümmel, Koriander, Paprika und (falls verwendet) Pul Biber zugeben, 30 Sek. mit anschwitzen, dann 270 ml Wasser angießen.
3. Die Petersilie einrühren, die Flüssigkeit salzen und zum Kochen bringen.
4. Den Couscous einrühren und zugedeckt in 5 Min. ausquellen lassen. Couscous mit einer Gabel auflockern. Die Ölsardinen unterheben.
5. Frische Kräuter nach Belieben waschen, trocken schütteln, klein hacken und unter den Couscous geben. Couscous mit den Zwiebelringen garnieren und servieren.

BLUMENKOHLSUPPE MIT SALBEI

1 Blumenkohl (ca. 1 kg) • 3 Schalotten • 2 EL Butter • 1 l Gemüsebrühe • 12 große Salbeiblätter • 1 EL Olivenöl • 4 getrocknete Tomaten in Öl • ½ Bund Petersilie • 150 g Sahne • Salz • Pfeffer • 1 EL Zitronensaft

Für 4 Personen • 30 Min. Zubereitung
Pro Portion ca. 245 kcal

1. Den Blumenkohl waschen, putzen und in Röschen teilen. Die Schalotten schälen, in Würfel schneiden und in einem Topf in der Butter glasig dünsten. Den Blumenkohl dazugeben und mit der Brühe ablöschen. Zugedeckt 10–12 Min. garen.
2. Inzwischen die Salbeiblätter mit einem Tuch abreiben. In einer kleinen Pfanne im heißen Öl knusprig braun braten, dann herausnehmen. Die getrockneten Tomaten klein würfeln. Die Petersilie waschen und trocken schütteln, die Blättchen abzupfen und hacken.
3. Die Hälfte des Kohls herausnehmen und die Suppe pürieren. Die restlichen Blumenkohlröschen und die Sahne hinzufügen und das Ganze 5 Min. kochen.
4. Die Suppe mit Salz, Pfeffer und etwas Zitronensaft abschmecken. Die Salbeiblätter, die Petersilie und die Tomatenwürfel daraufstreuen und servieren.

SPITZKOHL-MÖHREN-SALAT

200 g Spitzkohl • 100 g Radicchio • 1 Möhre • ½ rote Paprika • 100 g Feldsalat • 3 EL Kürbiskerne
Für das Dressing: *4 EL Öl • 3 EL Weißweinessig • 2 EL mittelscharfer Senf • 1 EL Honig • Salz • Pfeffer*

Für 2 Personen • 15 Min. Zubereitung
Pro Portion ca. 340 kcal

1. Den Spitzkohl putzen und ohne den Strunk in feine Streifen schneiden. Die Spitzkohlstreifen waschen und abtropfen lassen. Radicchio waschen, trocken schütteln und ebenfalls in Streifen schneiden.
2. Die Möhre schälen und raspeln. Die Paprikaschote von den Kernen und weißen Trennwänden befreien, waschen und in feine Würfel schneiden. Den Feldsalat gründlich waschen und trocken schütteln.
3. Die Kürbiskerne in einer Pfanne ohne Fett anrösten, bis sie leicht gebräunt sind. Einige Kerne beiseitestellen, die übrigen mit dem Gemüse und dem Radicchio in einer Schüssel mischen.
4. Für das Dressing Öl, Essig, Senf und Honig verrühren. Mit Salz und Pfeffer abschmecken. Das Dressing über den Salat geben und gut durchrühren. Einige Minuten durchziehen lassen.
5. Auf zwei Tellern ein Bett von Feldsalat anrichten. Den Spitzkohl-Möhren-Mix darauf verteilen, mit den restlichen Kürbiskernen bestreuen und servieren.

LINSENSALAT MIT RADIESCHEN

80 g braune Linsen (alternativ grüne oder schwarze) • 8 Radieschen • 2 Frühlingszwiebeln • 4 Kirschtomaten
Für das Dressing: *½ Bund Schnittlauch • ½ Bio-Zitrone • 50 g saure Sahne • 1 TL mittelscharfer Senf • ¼ TL flüssiger Honig (alternativ Ahornsirup) • Salz • Pfeffer • 1 EL Rapsöl*

Für 2 Personen • 20 Min. Zubereitung •
45 Min. Kochen
Pro Portion ca. 205 kcal

1. Die Linsen in einem Topf mit 500 ml Wasser bedecken und zum Kochen bringen. Dann zugedeckt bei schwacher bis mittlerer Hitze in 35–45 Min. bissfest garen. Zwischendurch probieren und bei Bedarf noch etwas Wasser nachgießen.
2. Die Linsen in ein Sieb abgießen, abtropfen und leicht abkühlen lassen.
3. Inzwischen die Radieschen waschen und die Enden abschneiden. Die Radieschen erst in Scheiben, dann in Streifen schneiden. Die Frühlingszwiebeln putzen und waschen, die weißen und hellgrünen Teile in feine Ringe oder Streifen schneiden. Die Tomaten waschen und vierteln.
4. Für die Salatsauce den Schnittlauch waschen, trocken schütteln und in feine Röllchen schneiden. Die Zitronenhälfte heiß waschen und abtrocknen, die Schale fein abreiben und den Saft auspressen.

5. Die saure Sahne mit 1 EL Zitronensaft und der Zitronenschale sowie mit dem Senf, dem Honig und etwas Salz und Pfeffer verrühren. Das Öl gründlich untermischen.
6. Die Linsen, die Radieschen, die Frühlingszwiebeln und die Tomaten in einer Schüssel mit der Sauce locker mischen und den Salat nochmals abschmecken.

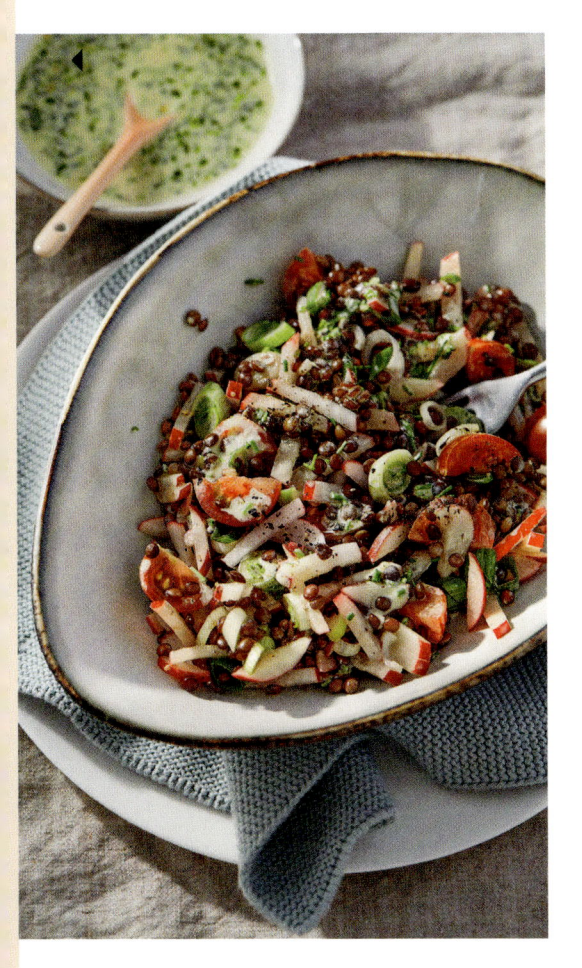

EXOTISCHE VARIANTE MIT ANANAS

Für 4 Personen, Zubereitungszeit ca. 25 Min., Kochzeit 45 Min., pro Portion 355 kcal.

- 250 g Puy- oder Beluga-Linsen mit 4 Lorbeerblättern in einen Topf geben, mit Wasser bedecken und aufkochen. Die Linsen wie im Rezept beschrieben garen.
- Inzwischen 3–4 Stangen Staudensellerie waschen. Das zarte Grün abschneiden und beiseitelegen. Die Stangen putzen und in feine Streifen schneiden. 100 g Kirschtomaten waschen und vierteln. 1 Dose Ananasstücke (ohne Zuckerzusatz, 260 g Abtropfgewicht) in ein Sieb abgießen und abtropfen lassen, dabei etwas Saft auffangen.
- Für das Dressing je 1 TL Kreuzkümmel- und Koriandersamen in einer kleinen Pfanne ohne Fett unter Rühren 1–2 Min. rösten, dann im Mörser fein zerstoßen. Die zerstoßenen Gewürze mit 4 EL Zitronensaft, 1 EL Ananassaft, Salz und Pfeffer verrühren, dann 4 EL Sonnenblumenöl unterschlagen.
- Linsen, Sellerie, Tomaten und Ananas mit dem Dressing mischen und den Salat abschmecken.
- 2 Frühlingszwiebeln putzen, waschen und in feine Ringe schneiden. Mit dem Selleriegrün auf den Salat streuen.

NUSS-MUFFINS MIT STEINPILZEN

15 g getrocknete Steinpilze • 3 EL Weißwein • 100 g gemischte Nüsse (z. B. Walnuss-, Haselnuss-, Cashew-, Pistazienkerne) • 250 g Weizenmehl • 2 TL Backpulver • ½ TL Natron • Zucker • je ½ TL getrockneter Thymian und Oregano (oder je 1 TL frische Kräuter) • Kräutersalz • 1 TL grob gemahlene Koriandersamen • Pfeffer • 2 Eier (M) • 7 EL Olivenöl • 250 ml Buttermilch
Außerdem: 12 Muffin-Papierförmchen • Muffinblech mit 12 Mulden

Für 12 Stück • 25 Min. Zubereitung •
30 Min. Backen
Pro Stück ca. 200 kcal

1. Die Pilze in heißem Wasser ca. 10 Min. einweichen, dann in ein Sieb abgießen. Mehrmals kalt waschen und abtropfen lassen. Pilze klein schneiden und mit dem Wein in einem Topf erhitzen, dann beiseitestellen.
2. Die Nüsse grob hacken und in einer Pfanne ohne Fett bei mittlerer Hitze goldgelb rösten.
3. Den Backofen auf 190° vorheizen.
4. Mehl, Backpulver, Natron, 1 Prise Zucker, Kräuter, 1–2 TL Kräutersalz, Koriander, Pfeffer und Nüsse in einer Schüssel mischen.
5. In einer zweiten Schüssel die Eier mit dem Olivenöl und der Buttermilch verquirlen. Dann unter die Mehlmischung rühren. Die Pilze mit dem Weißwein unterheben. Den Teig evtl. noch etwas nachwürzen, er sollte kräftig abgeschmeckt sein.
6. Die Papierförmchen in die Mulden des Muffinblechs setzen. Den Teig einfüllen und die Muffins im heißen Ofen (Mitte, Umluft 170°) 25–30 Min. backen.

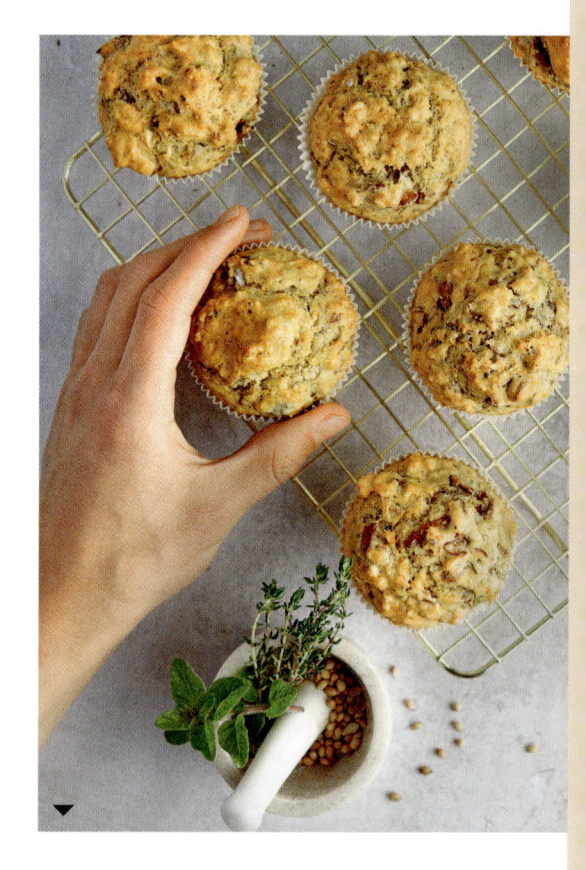

PEKANNUSSEIS

Für das Eis: 350 g Pekannusskerne • 60 g Kokosöl • 500 ml Mandeldrink • 150 g Agavendicksaft • 1 TL Zimtpulver • 1 TL Vanillepulver • Salz
Für das Kompott: 500 g frische oder TK-Sauerkirschen • 50 g Agavendicksaft • 1 EL Zitronensaft • 1 Gewürznelke • 1 TL Zimtpulver
Außerdem: gehackte Pekannüsse (nach Belieben) • Eismaschine • Zip-Beutel (ca. 3 l Inhalt)

Für 4 Personen • 35 Min. Zubereitung • 4 Std Einweichen • 4 Std. Tiefkühlen • 1–2 Std. Marinieren
Pro Portion ca. 1 115 kcal

1. Für das Eis die Pekannüsse mit Wasser bedeckt mind. 4 Std. einweichen. Danach in einem Sieb abspülen und abtropfen lassen.
2. Den Behälter der Eismaschinen in das Tiefkühlgerät stellen. Das Kokosöl im Wasserbad schmelzen. Die Pekannüsse mit Mandeldrink, 150 ml Wasser, Agavendicksaft, Zimt, Vanille und 1 Prise Salz im Blender fein mixen. Das Kokosöl unter ständigem Mixen langsam einlaufen lassen.
3. Die Pekannussmasse in den Behälter der Eismaschine füllen und je nach Geräteanleitung in etwa 20 Min. cremig rühren. Alternativ die Eismasse in einer Schüssel im Tiefkühlgerät etwa 4 Std. fest werden lassen. Damit sich keine Eiskristalle bilden, das Eis im Abstand von knapp 1 Std. immer wieder durchrühren. Oder die Masse in Eiswürfelbehälter füllen und im Tiefkühlgerät in ca. 4 Std. fest werden lassen.
4. Für das Kompott frische Sauerkirschen waschen und entsteinen, TK-Ware auftauen und abtropfen lassen.
5. Den Agavendicksaft mit Zitronensaft, dem Köpfchen der Gewürznelke und Zimtpulver zu einer Marinade verrühren.
6. Die Kirschen untermischen, mit der Marinade in einen Beutel füllen und im Backofen bei 50° (Umluft; Mitte) ca. 1 Std. oder im Dörrgerät bei 42° ca. 2 Std. marinieren.
7. Das Kompott in Schälchen verteilen und das Eis daraufgeben. Nach Belieben Pekannüsse darüberstreuen und servieren.

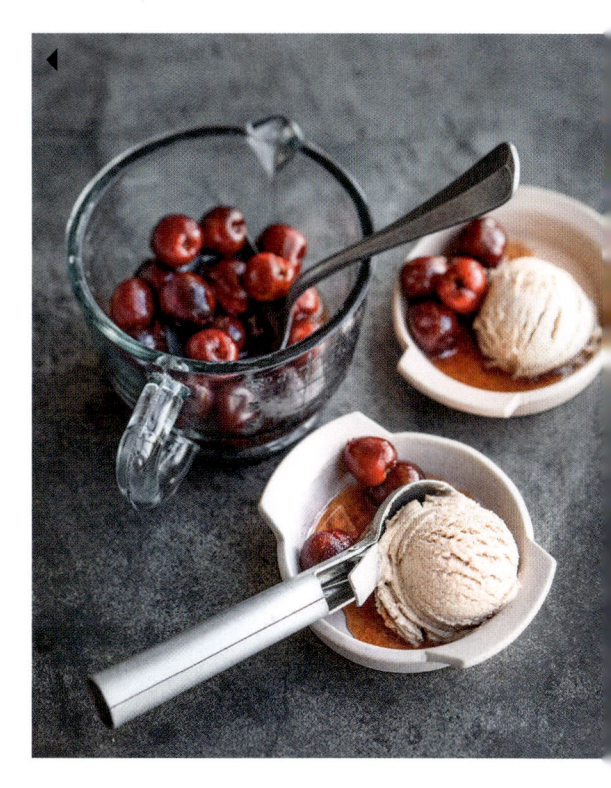

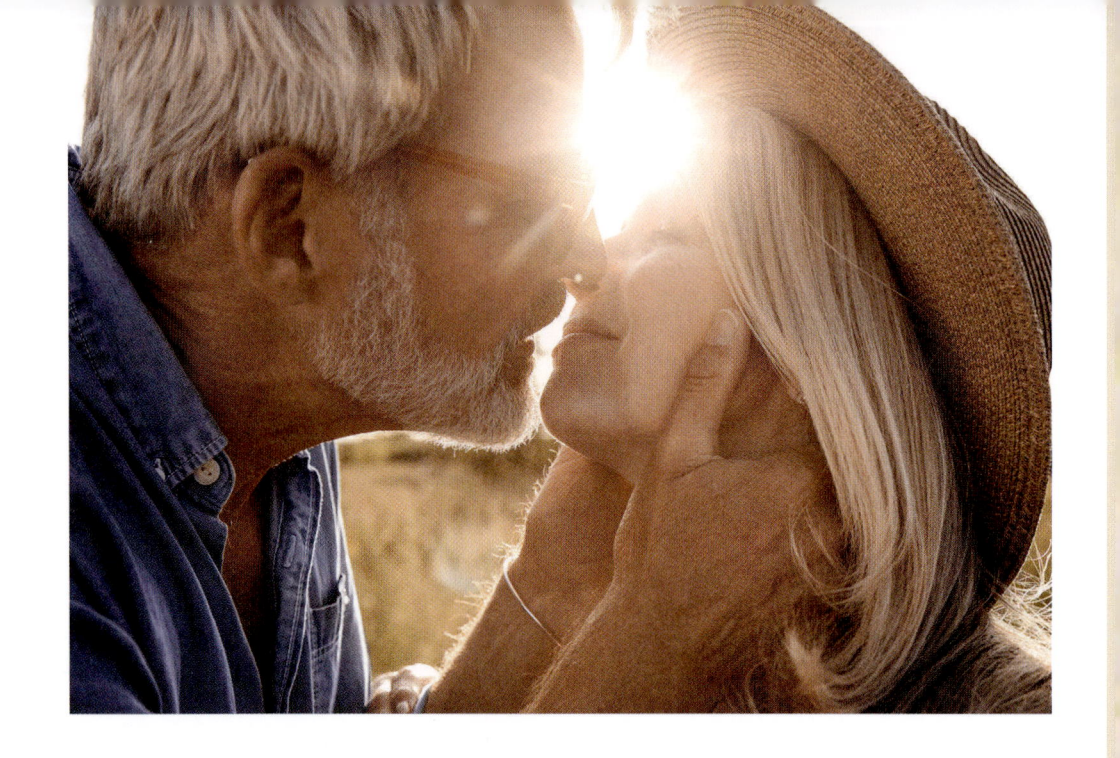

DER LUST ZULIEBE

Auch wenn Testosteron als das »Männerhormon« bezeichnet wird, ist es für uns Frauen immens wichtig. Denn es sorgt auch bei uns für Vitalität, Stärke und sexuelles Interesse. Darüber hinaus hilft es, Gewicht zu reduzieren. Studien zeigen, dass Testosteron zudem die Knochen stärkt, für ein gesundes Herz-Kreislauf-System sorgt sowie den Transport vieler Botenstoffe im Körper beeinflusst.

Überall im weiblichen Körper, vom Gehirn bis zu den Geschlechtsorganen, sind Rezeptoren für Testosteron zu finden. In jungen Jahren, bis zu einem Alter von circa 30, sind der Testosteronspiegel sowie der Spiegel der Testosteronvorstufe DHEA bei Frauen recht hoch. Beides sind aufbauende Hormone für Muskeln und Zellen. Sie sorgen für Energie, Kraft, mentale Stärke und eine gute Libido.

LIEBE GEHT DURCH DEN MAGEN

Auch über die Menopause hinaus ist Testosteron bei Frauen noch viele Jahre lang in relativ hohen Spiegeln vorhanden, der Abfall macht sich in der zweiten Lebenshälfte aber doch bemerkbar. Es kommt unter anderem zu Energielosigkeit und abnehmender Libido. Natürlich hängt ein guter Sexdrive nicht allein von den Hormonen ab – wir wissen ja alle, dass Lust auch eine Kopfsache ist. Liebe geht aber tatsächlich auch durch den Magen und so kann über die Ernährung und eine Lebensmittelauswahl, die die Testosteronproduktion fördert, die Lust wieder aufkeimen.

Gute Fette & Low Carb

Da Testosteron wie alle Steroidhormone aus Cholesterin hergestellt wird, kann eine fettreiche Ernährung mit vielen ungesättigten Fettsäuren den Testosteronspiegel positiv unterstützen. Gute Quellen für ungesättigte Fettsäuren sind zum Beispiele Avocados, Lachs, Ölsamen und hochwertige Öle wie Olivenöl. Wir haben für dieses Kapitel Low-Carb-Rezepte ausgewählt, denn in Studien konnte gezeigt werden, dass nach einer stark kohlenhydrathaltigen Mahlzeit niedrigere Testosteronwerte gemessen werden. Ganz auf Kohlenhydrate verzichten wir bewusst nicht. Die Zufuhr sollte hoch genug sein, um die Schilddrüse, das Mikrobiom und die Nebennieren zu unterstützen, vor allem mit ballaststoffreichen Kohlenhydraten.

Anti-Stress-Food

Es ist bekannt, dass Stress ein Lustkiller ist. Wer hat schon die Nerven, sich fallenzulassen, wenn noch tausend Sachen zu erledigen sind. Gerade Frauen können oder wollen den Schalter oft nicht so schnell umlegen. Bei Stress wird jedoch das Stresshormon Cortisol, das ein Gegenspieler des Testosterons ist, ausgeschüttet. Das killt die Lust. Auch hier kann die Ernährung aber eingreifen: Ein besonderer Inhaltsstoff, der in Knoblauch und anderen lauchartigen Gemüsesorten in hohen Mengen enthalten ist, bremst das Cortisol. Er nennt sich Allicin. Und auch Kreuzblütler (**siehe Seite 28**), die die Östrogendominanz ausgleichen, tragen zur Erhöhung des Spiegels an aktivem Testosteron bei.

ZINK FÜR DIE LIBIDO

Zink (**siehe Seite 53**) ist Bestandteil zahlreicher Enzyme und Eiweißverbindungen. Es kann die Testosteronproduktion unterstützen. Reich an Zink sind unter anderem Nüsse, Käse, Bohnen, Meerestiere, Joghurt und Fleisch.

Auch der Genuss von grünem Tee kann dazu beitragen, dass wieder mehr Schwung in Ihr Liebesleben kommt. Grüner Tee verlangsamt die Ausscheidung des natürlichen Testosterons. Dadurch bleibt das Hormon länger im Blut.

VANILLE-CHIA-SMOOTHIE

1 reife Avocado • 60 g Kokosmus • 60 g Chia-Samen • 2 Vanilleschoten • Süßstoff nach Wahl

Für 2 Personen • 5 Min. Zubereitung
Pro Portion ca. 460 kcal

1. Die Avocado halbieren, den Kern entfernen und ca. 100 g Fruchtfleisch aus der Schale herauslöffeln.
2. Kokosmus mit Chia-Samen und Avocado in einen Mixer geben und kurz pürieren.
3. Die Vanilleschoten längs aufschlitzen und das Mark herauskratzen. Das Mark mit 300 ml Wasser zu den anderen Zutaten in den Mixer geben und alles auf höchster Stufe pürieren, bis die Konsistenz cremig ist und die Chia-Samen zerkleinert sind.
4. Bei Bedarf mit Süßstoff abschmecken.

HERZHAFTES GRANOLA

50 g Sonnenblumenkerne • 50 g Kürbiskerne • 50 g Leinsamen • 50 g heller Sesam • 50 g Buchweizen • 3 EL Senfsamen • 1 Orange • 1 TL Currypulver • 2 TL Dattelsüße (ersatzweise Rohrohrzucker)

Für 1 Glas (ca. 400 g, 16 Portionen) •
15 Min. Zubereitung
Pro Portion ca. 50 kcal

1. Kerne, Leinsamen, Sesam, Buchweizen und Senfsamen in einer großen Pfanne ohne Fett mischen. Alles bei mittlerer Hitze so lange erhitzen, bis es knackt, duftet und die Saaten leicht goldbraun geröstet sind. Dabei ständig rühren, damit die Saaten nicht verbrennen.
2. Inzwischen die Orange halbieren und auspressen, 5 EL Saft mit dem Currypulver gründlich verrühren.
3. Die Saaten mit der Dattelsüße bestreuen und alles gut mischen. Die Herdplatte ausschalten, die Orangensaft-Curry-Mischung dazugeben und alles zügig verrühren. Falls die Platte noch zu heiß ist, die Pfanne vom Herd nehmen.
4. Das Granola auf einer Kuchenplatte verteilen und abkühlen lassen. Dann in ein Schraubglas füllen, so lässt es sich bis zu 4 Wochen im Kühlschrank aufbewahren. Das herzhafte Granola passt gut zu Blattsalaten oder als Topping für cremige Suppen und Buddha Bowls.

RUNDUM VERSORGT

Das Granola liefert eine große Portion Eisen, ebenso die Mikronährstoffe Zink, Kalzium und Magnesium. Am besten isst man das Granola in Kombination mit Vitamin-C-reichen Lebensmitteln – denn Vitamin C verbessert die Aufnahme von pflanzlichem Eisen ins Blut. Lassen Sie doch mal gleich morgens das Frühstück zur mega Eisenquelle werden. Das Granola passt auch ins Müsli. Auch Leinsamen, Amarant und Haferflocken wirken als Matrix **(siehe Seite 12)**, sie sorgen für eine bessere Eisenaufnahme.

BUNTE SMOOTHIE-BOWL MIT MATCHA

1 EL ungeschälter Sesam • 1 EL Mandelblättchen • 1 EL Sonnenblumenkerne • 150 g gemischte Beeren (frisch oder TK, z. B. Heidelbeeren, Himbeeren, Rote Johannisbeeren) • 3 Kiwis • ½ Banane • 3 EL zarte Haferflocken • Saft von ½ Limette • 1 TL Matchapulver • 300 ml Sojadrink (ungesüßt) • 2 TL Reissirup

Für 2 Personen • 20 Min. Zubereitung
Pro Portion ca. 350 kcal

1. Sesam, Mandeln und Sonnenblumenkerne in einer Pfanne ohne Fett bei mittlerer Hitze rösten. Vom Herd nehmen und auf einem Teller abkühlen lassen.
2. Die Beeren verlesen, kurz abbrausen und trocken tupfen, tiefgekühlte Beeren ca. 10 Min. antauen lassen. Die Hälfte der Beeren zum Garnieren beiseitelegen. Kiwis schälen, eine Frucht in Scheiben schneiden und auf die Seite legen, die übrigen Kiwis in Stücke schneiden. Banane schälen und grob schneiden.
3. Beeren, Kiwi- und Bananenstücke, Haferflocken, Limettensaft und Matchapulver mit dem Sojadrink in einen Standmixer geben und erst auf niedriger, dann auf höchster Stufe dickcremig pürieren.
Sollte der Smoothie zu dickflüssig sein, einfach noch etwas kaltes Wasser zugeben und alles noch mal kurz mixen. Mit dem Reissirup süßen.
4. Den Smoothie in zwei Bowls (Schalen) verteilen. Mit den Kiwischeiben und den restlichen Beeren dekorieren. Den Kernemix auf die Bowl streuen und servieren.

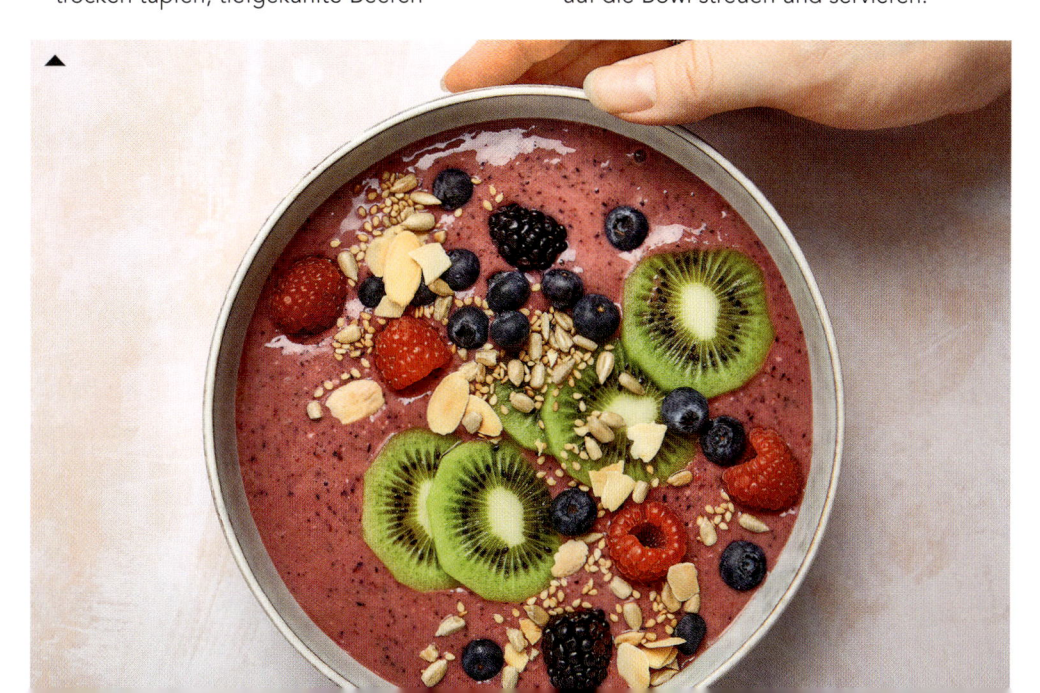

HÄHNCHEN MIT FRISCH-KÄSESAUCE

300 g Hähnchenbrustfilet • 1 kleine Zwiebel • 30 g Kokosfett • 100 g gewürfelter Katenschinken • 400 g braune Champignons • 100 ml ungesüßter Mandeldrink • 30 g Sahne • 60 g Kräuterfrischkäse • Pfeffer • Salz • ½ Bund Schnittlauch

Für 2 Personen • 30 Min. Zubereitung
Pro Portion ca. 560 kcal

1. Das Hähnchenbrustfilet in mundgerechte Stücke schneiden.
2. Die Zwiebel schälen, in Würfel schneiden und in 15 g Kokosfett anbraten, bis sie leicht glasig wird.
3. Das Fleisch und die Hälfte der Schinkenwürfel dazugeben und scharf anbraten, bis das Fleisch leicht kross ist.
4. Die Champignons putzen und in dünne Scheiben schneiden.
5. Das Fleisch aus der Pfanne nehmen. Champignons mit restlichen Schinkenwürfeln und restlichem Kokosfett anbraten. Sobald die Champignons weich werden, das Fleisch zurück in die Pfanne geben und die Hitze reduzieren.
6. Champignons und Fleisch mit Mandeldrink und Sahne ablöschen, den Frischkäse unterrühren. Kurz aufkochen lassen und mit Pfeffer und Salz abschmecken.
7. Schnittlauch waschen, trocken schütteln, in Röllchen schneiden und vor dem Servieren über das Gericht streuen.

ZUCCHININUDELN ALLA CARBONARA

2 Zucchini (400 g) • Salz • 1 Knoblauchzehe • 200 g gekochter Schinken • 1 EL Olivenöl • 80 g Parmesan • 100 ml ungesüßter Mandeldrink • 2 Eier • grober Pfeffer • 30 g Sahne

Für 2 Personen • 30 Min. Zubereitung
Pro Portion ca. 510 kcal

1. Die Zucchini waschen und mit einem Sparschäler in bandnudelähnliche Streifen schneiden. Der weiche innere Teil der Zucchini kann entfernt werden, wenn er nicht mehr gut in stabile Streifen geschnitten werden kann.
2. Die Zucchininudeln in eine Schüssel geben, kräftig salzen und mind. 10 Min. ziehen lassen.
3. Den Knoblauch schälen und in dünne Scheiben schneiden. Den Kochschinken in kleine Quadrate schneiden.
4. Den Knoblauch in Olivenöl anbraten, bis die Scheiben goldbraun und kross sind, dann aus dem Öl nehmen. Den gekochten Schinken in dem mit Knoblauch aromatisierten Fett anbraten.
5. Parmesan reiben. In einem Messbecher Mandeldrink, Eier, Pfeffer, Parmesan und Sahne schaumig schlagen.
6. Die Zucchininudeln mit einem Küchentuch sanft abtupfen und in die heiße Pfanne zum Schinken geben. Alles ca. 3 Min. scharf anbraten.

7. Die Ei-Sahne-Parmesan-Mischung in die Pfanne geben und unterrühren, dafür die Hitze etwas reduzieren.
8. Kurz vor dem Servieren groben Pfeffer über die Zucchininudeln geben und den frittierten Knoblauch darüberstreuen.

GEBRATENER CHINAKOHL MIT PUTE

20 g heller Sesam • 1 kleiner Chinakohl (400 g) • 300 g TK-Brokkoli • 2 EL Rapsöl (ersatzweise Sonnenblumenöl) • 300 g Putengeschnetzeltes
Für die Marinade: ½ Zitrone • 1 Knoblauchzehe • 1 Stück Ingwer (2 cm) • 2 EL Sojasauce

Für 2 Personen • 25 Min. Zubereitung
Pro Portion ca. 400 kcal

1. Den Sesam in einem Wok ohne Fett bei mittlerer Hitze unter gelegentlichem Rühren 5 Min. anrösten, anschließend in eine Schüssel geben.
2. Inzwischen die äußeren Blätter des Chinakohls abtrennen. Den Kohl längs halbieren, waschen, vom Strunk befreien und quer in 5 mm breite Streifen schneiden.
3. Die Brokkoliröschen auftauen lassen und je nach Größe halbieren oder vierteln.
4. Für die Marinade die Zitronenhälfte auspressen. Den Knoblauch schälen und durch die Presse drücken. Den Ingwer schälen und fein reiben. Zitronensaft, Knoblauch und Ingwer mit der Sojasauce in eine Schüssel geben und verrühren.
5. Das Öl im Wok erhitzen und das Putengeschnetzelte bei starker Hitze unter gelegentlichem Rühren 4 Min. scharf anbraten, bis das Fleisch gebräunt ist.
6. Den Brokkoli zugeben und alles 3 weitere Min. braten, dann den Chinakohl 2 Min. mitbraten. Den Wok immer wieder schwenken. Anschließend die Marinade unterrühren.
7. Das Putengeschnetzelte mit Chinakohl und Brokkoli auf Teller verteilen und mit dem gerösteten Sesam bestreut servieren.

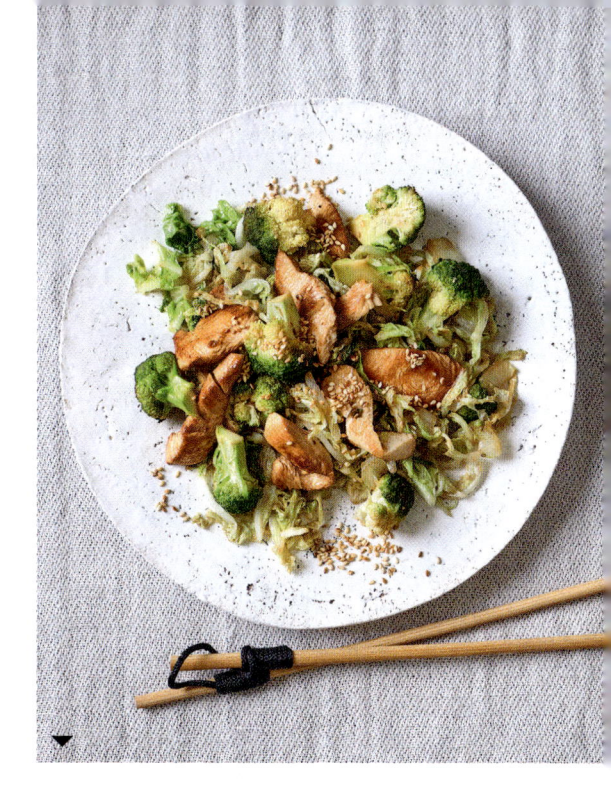

SALAT MIT AVOCADO UND KOKOSNUSS-BACON

Für den Bacon: 1 EL Limettensaft • 1 EL Sojasauce • 1 EL Ahornsirup • ½ TL edelsüßes Paprikapulver • ⅓ TL Pimentón de la vera • Salz • Pfeffer • 70 g Kokoschips

Für den Salat: 100 g Baby-Spinat • 1 Römersalatherz • 2 Eiertomaten • 1 reife Avocado • 1 TL Limettensaft

Für die Mandel-Mayo: 50 ml ungesüßter Mandeldrink • ½ Knoblauchzehe • 1 ⅓ TL Gemüsebrühe (Instant) • 2 EL Orangensaft • 100 ml Sonnenblumenöl • 1 TL Weißweinessig • 2 Spritzer Chilisauce • Salz • Pfeffer • 1 EL helles Mandelmus

Für 2 Personen • 30 Min. Zubereitung
Pro Portion ca. 990 kcal

1. Für den Kokosnuss-Bacon den Backofen auf 150° vorheizen und ein Backblech mit Backpapier auslegen.
2. Limettensaft, Sojasauce und Ahornsirup in einem Schälchen mit Paprikapulver, Pimentón de la vera, Salz und Pfeffer verrühren. Die Kokoschips hinzufügen und vorsichtig, aber gründlich mit den Fingern untermengen, sodass die Chips nicht zerbrechen.
3. Die Kokoschips so auf dem Backblech verteilen, dass sie nicht aneinanderkleben. Im heißen Ofen (Mitte) 10–12 Min. backen, bis sie leicht bräunen, dabei ein- bis zweimal wenden. Dann herausnehmen und abkühlen lassen (die Kokoschips werden erst nach dem Abkühlen knusprig).
4. Inzwischen für den Salat den Spinat putzen und verlesen, Römersalatherz putzen und in einzelne Blätter teilen. Beides waschen und trocken schleudern. Die Tomaten waschen und quer in Scheiben schneiden, dabei die Stielansätze entfernen. Die Avocado halbieren, vom Kern befreien und schälen. Das Fruchtfleisch in Würfel schneiden und gleich mit dem Limettensaft vermischen, damit es nicht braun wird.
5. Spinat, Salat, Tomaten und Avocado vermischen oder nebeneinander auf Tellern anrichten.
6. Für die Mandel-Mayonnaise den Mandeldrink in einen hohen Mixbecher geben. Knoblauch schälen, grob hacken und mit dem Gemüsebrühpulver und 2 Spritzern Orangensaft zum Mandeldrink geben, dann alles durchmixen. Das Sonnenblumenöl zunächst tröpfchenweise hinzufügen und dabei weitermixen, bis die Milch dicklich wird. Dann das restliche Öl in einem dünnen Strahl zugießen und weitermixen, bis eine cremige Mayonnaise entsteht.
7. Mit Essig, Chilisauce, Salz und Pfeffer würzen, dann das Mandelmus untermixen.
8. Zuletzt so viel Orangensaft untermengen, dass ein dickflüssiges Dressing entsteht. Das Dressing über den Salat träufeln und die Kokoschips darüberstreuen.

ZWEIERLEI KÜRBIS MIT PILZEN UND FETA

Für den eingelegten Kürbis: 200 g Hokkaido-Kürbis • 100 ml Apfelessig • 100 ml Apfelsaft • 10 g Senfkörner • 100 g Honig • 1 Lorbeerblatt • 10 g Nelken
Für das Kürbispüree: 600 g Hokkaido-Kürbis • 2 Schalotten • 100 g Ingwer • 50 g Butter • Salz • Pfeffer • 200 ml Weißwein • 50 g Crème fraîche
Für die Pilze: Je 100 g kleine Maronen, Shiitake, Champignons und Austernpilze • 20 ml Öl • 1 Knoblauchzehe • 1 Lorbeerblatt • 100 ml Rotwein • 20 g Butter • Salz
Für den Ziegenkäse: 200 g Ziegen-Feta • 10 Stängel glatte Petersilie • 20 ml Olivenöl

Für 4 Personen • 1 Std. 10 Min. Zubereitung
Pro Portion ca. 705 kcal

1. Für den eingelegten Kürbis den Hokkaido waschen, entkernen, in kleine Würfel schneiden und in eine Schüssel geben.
2. Alle anderen Zutaten in einem Topf aufkochen. Den Sud über den Kürbis gießen und diesen abgedeckt 1 Std. ruhen lassen.
3. Für das Kürbispüree den Hokkaido waschen, entkernen und in grobe Stücke schneiden. Die Schalotten und den Ingwer schälen, fein würfeln und in einem hohen Topf in der Butter andünsten. Kürbis dazugeben, salzen, pfeffern und kurz mitdünsten. Wein und 100 ml Wasser dazugießen und den Kürbis abgedeckt bei mittlerer Hitze in 15–20 Min. weich köcheln, dabei ab und zu umrühren.
4. Crème fraîche unterrühren, vom Herd nehmen und den Kürbis mit dem Pürierstab fein pürieren. Mit Salz abschmecken.
5. Die Pilze putzen und der Länge nach halbieren. Das Öl in einer großen Pfanne erhitzen. Darin die Pilze bei großer Hitze ca. 8 Min. braten, bis alle Flüssigkeit verkocht ist und die Pilze goldbraun sind.
6. Den Knoblauch schälen, kräftig anquetschen und mit dem Lorbeerblatt in die Pfanne geben. Rotwein dazugießen und in 6 Min. fast völlig einkochen lassen. Dann die Pilze mit Butter und Salz abschmecken.
7. Den Feta zerbröckeln. Petersilie abbrausen und trocken schütteln, die Blättchen abzupfen und hacken. Mit dem Olivenöl zum Feta geben und alles vermengen.
8. Das Kürbispüree auf Tellern glatt streichen. Den eingelegten Kürbis aus dem Sud heben und auf das Püree setzen. Darauf die Pilze und den Feta anrichten.

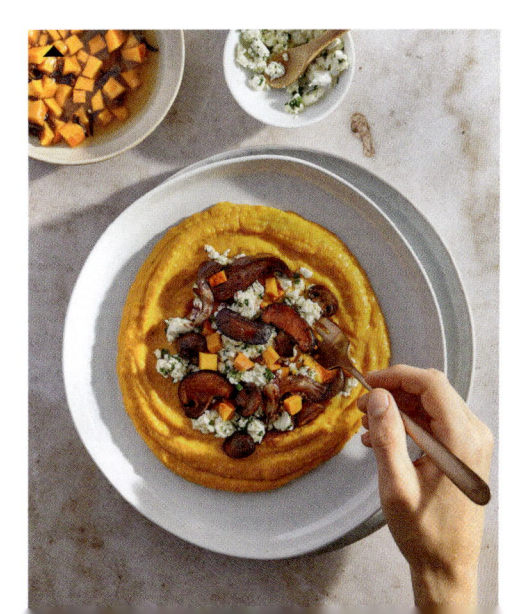

KOKOSFISCH MIT BASILIKUM

250 g Kirschtomaten • 1 Glas Bambussprossen (150 g Abtropfgewicht) • 500 g Kabeljaufilets • (ohne Haut; frisch oder TK) • 2 EL Mehl • Salz • 1 TL rosenscharfes Paprikapulver • 2 EL Erdnussöl • 1 Knoblauchzehe • 1 TL rote Currypaste • 1 EL Austernsauce • 400 g Kokosmilch • 2 Stängel Basilikum

Für 4 Personen • 30 Min. Zubereitung
Pro Portion ca. 315 kcal

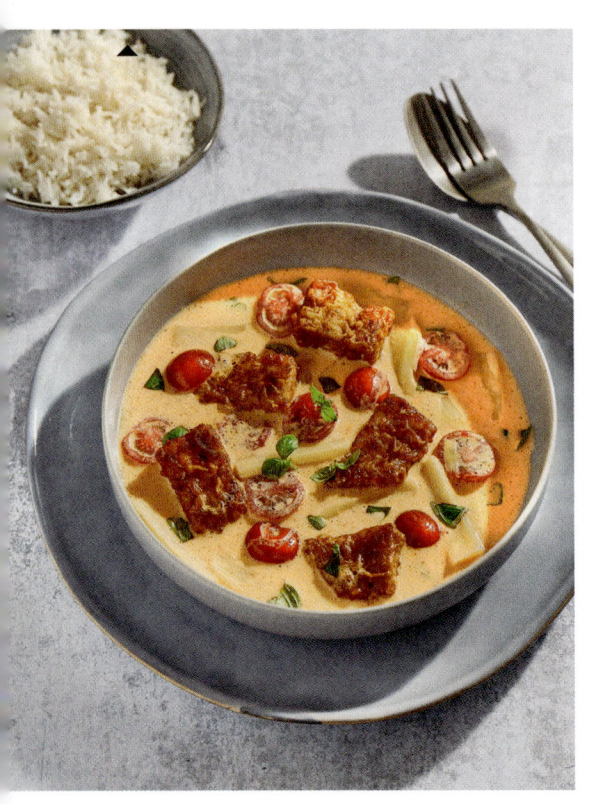

1. Die Tomaten waschen und halbieren. Bambussprossen abtropfen lassen. Kabeljaufilets kalt abspülen, trocken tupfen und in große Würfel schneiden. Eventuell vorhandene Gräten mit einer Pinzette entfernen.
2. Mehl in einer Schüssel mit 1 TL Salz und Paprikapulver mischen und die Fischstücke darin wenden. Das Erdnussöl in einer großen Pfanne oder im Wok erhitzen und den Fisch darin braten, bis die Fischstücke beginnen an den Rändern braun zu werden.
3. Knoblauch schälen, durchpressen und mit Currypaste, Austernsauce und Kokosmilch vermischen. Die Mischung über den Fisch gießen und aufkochen.
4. Die Tomaten und die Bambussprossen in den Wok geben und 5 Min. ziehen lassen. Basilikum waschen, die Blätter von den Stielen zupfen und grob schneiden oder zerpflücken. Das Basilikum in den Wok geben und so behutsam unterrühren, dass die Fischstücke nicht auseinanderfallen.
5. Den Kokosfisch auf vier Tellern anrichten und beispielsweise mit Duftreis servieren.

ROTE-BETE-CHEESECAKE MIT HIMBEEREN

150 g Butterkekse • 100 g Butter • 300 g TK-Himbeeren • 4 EL Cassislikör (ersatzweise Johannisbeernektar) • 350 g Doppelrahmfrischkäse • 160 g Joghurt • 120 g Zucker • 1 Pck. Vanillezucker • 1 Zitrone • 200 g vorgegarte Rote Bete (vakuumverpackt) • 200 ml Johannisbeernektar • 2 ½ Pck. vegetarisches Geliermittel (à 4 g, ersatzweise 7–8 Blätter Gelatine)

Für 12 Stücke (1 Springform 24 cm Ø) • 35 Min. Zubereitung • 3 Std. 45 Min. Kühlen
Pro Stück ca. 280 kcal

1. Ein Stück Backpapier auf dem Boden einer Springform einspannen. Die Butterkekse im Blitzhacker klein mahlen oder die Kekse in einen Plastikbeutel geben, diesen verschließen und die Kekse mit einem Nudelholz klein bröseln.
2. Die Butter in einem Topf schmelzen und die Keksbrösel gründlich unterrühren. Die Bröselmasse in die Springform geben, mit einem Löffelrücken fest am Boden andrücken und glatt streichen. Kühl stellen.
3. Die Himbeeren mit 2 EL Cassislikör in einen Topf geben, unter Rühren erhitzen und auftauen lassen. Mit einer Gabel zerdrücken oder kurz pürieren. Die Beerenmasse durch ein feines Sieb streichen.
4. Doppelrahmfrischkäse, Joghurt, 100 g Zucker und Vanillezucker mit einem Schneebesen glatt rühren oder kurz pürieren. Zitrone auspressen.
5. Rote Bete grob zerschneiden und mit dem Zitronensaft, 150 ml Johannisbeernektar und gut einem Drittel des Himbeerpürees fein pürieren. Das Püree in einem Topf mit 2 Pck. Geliermittel verrühren und 1-mal unter Rühren aufkochen.
6. Dann gleich gründlich mit dem Schneebesen unter die Frischkäse-Mischung rühren. Die Creme auf dem Kuchenboden verteilen, die Form mit Frischhaltefolie abdecken. Im Kühlschrank in 30–45 Min. fest werden lassen.
7. Das übrige Himbeerpüree mit dem übrigen Johannisbeernektar (50 ml), dem übrigen Cassislikör (2 EL), dem übrigen Zucker (20 g) und dem übrigen Geliermittel (½ Pck.) in einem kleinen Topf verrühren. 1-mal aufkochen lassen und gleich auf der Kuchenoberfläche verteilen.
8. Etwas erkalten lassen, den Kuchen dann mit Frischhaltefolie abdecken und nochmals ca. 3 Std. im Kühlschrank fest werden lassen. Dann mit einem scharfen Messer vom Springformrand lösen, mithilfe des Backpapiers vom Formboden heben und auf einer Kuchenplatte anrichten.

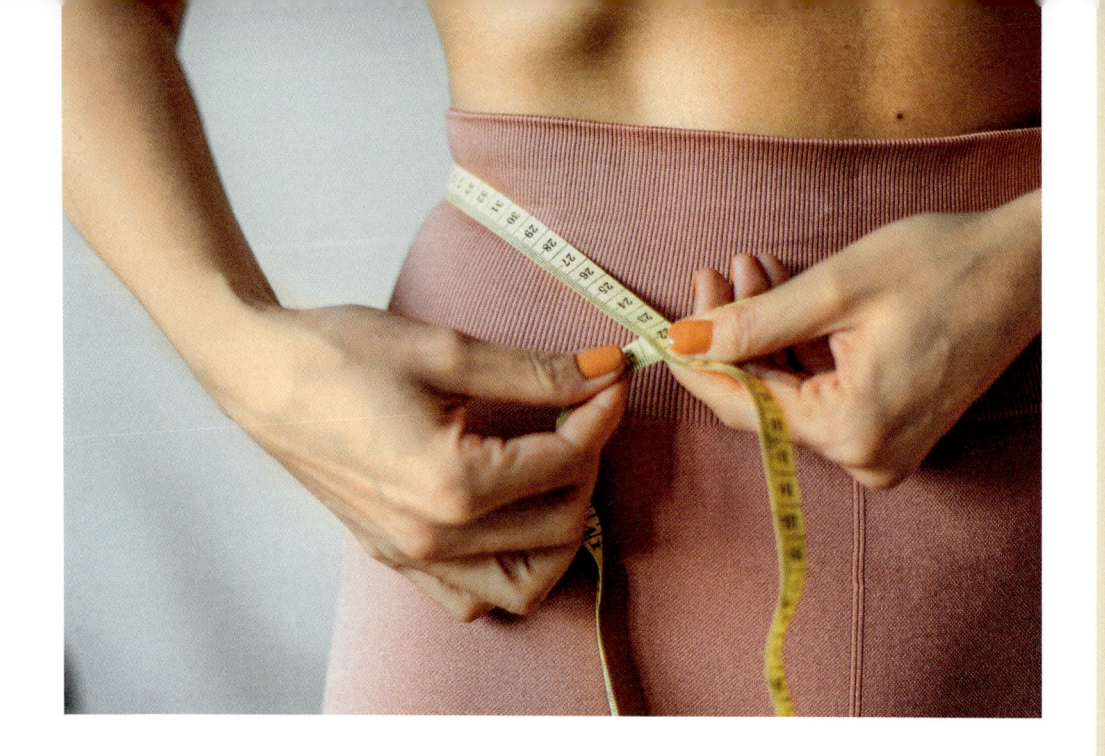

WENIGER PFUNDE

Beim Thema Gewicht spielt ein stabiler Blutzuckerspiegel eine wichtige Rolle. Darum stellen wir Ihnen in diesem Kapitel Rezepte mit Lebensmitteln vor, die den Blutzuckerspiegel stabilisieren. Diese Gerichte versorgen Ihren Körper mit allen wichtigen Bau- und Nährstoffen und schmeicheln dem Gewicht. Dabei legen wir Wert auf naturbelassene Lebensmittel, die uns Menschen seit Jahrtausenden wohl bekommen. Wir empfehlen bewusst keine Diät, sondern verfolgen einen anderen Ansatz: Wie schon bei den Rezepten für guten Schlaf (**siehe Seite 86**) beschrieben, berichten viele Patientinnen, dass sie nachts zwischen 3.00 und 4.00 Uhr wach werden oder gar aus dem Schlaf hochschrecken. Die Ursache dafür sind oftmals Schwankungen im Blutzuckerspiegel.

DEM BLUTZUCKER ZEIT GEBEN

Eine Unterzuckerung, die auch tagsüber auftreten und sich durch Schwäche, Konzentrationsstörungen und schlechte Laune zeigen kann, steht oft in Zusammenhang mit geschwächten Nebennieren. Diese bilden dann nicht genügend Cortisol, das für einen Blutzuckerspiegelanstieg im Blut sorgt.
Bei einer Insulinresistenz ist der Blutzuckerspiegel hingegen permanent zu hoch. Ursache ist meistens eine zu kohlenhydrathaltige Ernährung mit raffiniertem Zucker und Weizenprodukten wie Kuchen, Nudeln, Brot **(siehe Seite 22).** Auch wenn es sich paradox anhört: Unterzuckerung und ein Zuviel an Zucker und Insulin, die Insulinresistenz, sind oft gleichzeitig auftretende Probleme.

Komplexe Kohlenhydrate

Bei der Auswahl der Rezepte für dieses Kapitel haben wir deshalb darauf geachtet, Nahrungsmittel zu verwenden, die nicht nur einen hohen Volumenanteil und wenig Kalorien haben, sondern die vor allem auch den Blutzucker langsam anfluten. Sie enthalten langkettige, komplexe Kohlenhydrate und machen anhaltend satt. Wir empfehlen außerdem hochwertige, hauptsächlich pflanzenbasierte Eiweiße und wertvolle Fette, denn sie besitzen eine hohe Nährstoffdichte und sättigen ebenfalls gut. Neigen Sie zur Unterzuckerung, dann ist es wichtig, dass Ihr Blutzuckerspiegel ausbalanciert ist. Erfahrungsgemäß essen viele Frauen, wenn sie abnehmen wollen oder Stress haben, zu wenig. Sie sollten jedoch auf Diäten ohne Zwischenmahlzeiten oder intensives Fasten verzichten. Auch das an sich gesunde Intervallfasten ist in diesem Fall für Ihr Gewicht nicht förderlich.

Hilfe aus der Nährstoffküche

Manche Kräuter und Nährstoffe haben sich als besonders wirksam erwiesen, um die Zellen für die Insulinaufnahme zu sensibilisieren. Wissenschaftlich nachgewiesen ist dabei unter anderem der Nutzen von Chrom, dem Coenzym Q10, Vitamin E, Zink, Magnesium und Biotin. Gegen Heißhunger helfen Bitter- und Ballaststoffe, wie sie in Chicorée oder Artischocken enthalten sind. Artischocken tragen zudem dazu bei, die Leber zu entgiften. Auch das unterstützt die Gewichtsregulation.

> **REGELMÄSSIG ESSEN**
>
> Auch wenn Sie morgens noch keinen Hunger haben, bitte unbedingt frühstücken, bis sich das »System Blutzucker« wieder eingespielt hat! Beginnen Sie den Tag mit hochwertigen Fetten und Eiweißen. Und essen Sie auch zwischendurch alle zwei bis drei Stunden eine kleine Menge pflanzliches Protein. Das vermeidet Unterzuckerung und Heißhunger. Ideal als Snack sind ein paar Pistazien, Mandeln, Para- oder Walnüsse.

QUINOA-PANCAKES MIT KOMPOTT

Für das Kompott: 1 Granatapfel (etwa 300 g) • 2 Birnen (etwa 300 g) • 125 ml Birnensaft • 1 TL Birnendicksaft • 1 TL pflanzliches Bindemittel (aus dem Reformhaus oder Bioladen)
Für die Pancakes: 4 EL Kokosöl • 150 g Dinkelmehl Type 1050 • 50 g gepuffte Quinoa • 1 EL Maisstärke • 2 TL Backpulver • 4 TL Kokosblütenzucker • Salz • 2 TL Apfelessig • 300 ml Mandeldrink

Für 4 Personen • 40 Min. Zubereitung
Pro Portion ca. 445 kcal

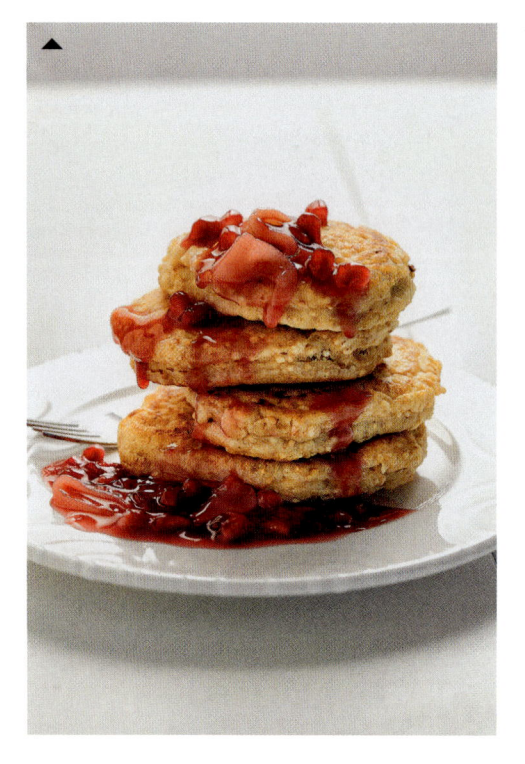

1. Den Granatapfel halbieren. Eine Hälfte auspressen, die andere Hälfte mit der Schnittfläche nach unten in die Hand nehmen und die Kerne mit einem Kochlöffel über einer Schüssel herausschlagen (Vorsicht, spritzt!).
2. Die Birnen vierteln, entkernen, schälen und längs in dünne Scheiben schneiden.
3. Den Granatapfelsaft mit dem Birnensaft und dem Birnendicksaft in einem Topf aufkochen. Das Bindemittel mit 2 EL kaltem Wasser gut verrühren, zum Saft geben und alles unter Rühren aufkochen. Birnenscheiben und Granatapfelkerne hinzufügen, dann den Topf vom Herd nehmen und das Kompott abkühlen lassen.
4. Für die Pancakes das Kokosöl langsam schmelzen, bis es flüssig ist.
5. In einer Schüssel Dinkelmehl, Quinoa, Maisstärke, Backpulver, Kokosblütenzucker und 1 Prise Salz vermischen. Kokosöl, Apfelessig und Mandeldrink zugeben und alles zu einem dickflüssigen Teig verrühren.
6. Den Backofen auf 80° Ober-/Unterhitze vorheizen. Eine große beschichtete Pfanne erhitzen. Pro Pancake 2–3 EL Teig in die Pfanne geben und bei mittlerer Hitze auf beiden Seiten in 2–3 Min. goldbraun braten. Die fertigen Pancakes im Backofen warm halten, bis der ganze Teig verbraucht ist. Pancakes mit dem Birnen-Granatapfel-Kompott servieren.

RINDERFILET MIT PRINZESSBÖHNCHEN

400 g Rinderfilet • 1½ Zwiebeln • 1 Knoblauchzehe • 2 EL Sojasauce (+ etwas mehr zum Abschmecken) • 1 EL gekörnte Gemüsebrühe • 2 EL Öl • 800 g Prinzessbohnen • 1 Zweig Bohnenkraut • Salz • Pfeffer

Für 4 Personen • 45 Min. Zubereitung •
1 Std. Marinieren
Pro Portion: ca. 245 kcal

1. Das Filet trocken tupfen und in vier gleich große Steaks schneiden.
2. Für die Marinade ½ Zwiebel und die Knoblauchzehe schälen, fein hacken und mit Sojasauce und Brühe verrühren. Steaks und Marinade in einen festen Gefrierbeutel geben und gut miteinander vermischen. Den Beutel fest verschließen und für 1 Std. in den Kühlschrank legen.
3. In der Zwischenzeit die Bohnen waschen, putzen und in gleichmäßige, mundgerechte Stücke schneiden.
4. In einem großen Topf ca. 250 ml Wasser aufkochen, die Bohnen, das Bohnenkraut und ¼ TL Salz ins kochende Wasser geben und die Bohnen zugedeckt bei mittlerer Hitze ca. 15 Min. garen. Anschließend in ein Sieb abgießen und abtropfen lassen.
5. Die restliche Zwiebel schälen und fein würfeln. Den Backofen auf 80° vorheizen.
6. Das Öl in einer breiten Pfanne erhitzen, die Filets samt Marinade in die Pfanne geben und 2 Min. von jeder Seite scharf anbraten, dann herausnehmen, in Alufolie wickeln und im Backofen warm stellen.
7. Zwiebelwürfel für die Prinzessbohnen in das Bratfett in der Pfanne geben und glasig dünsten. Die Bohnen dazugeben und 8–10 Min. anbraten, dann mit Salz, Pfeffer und Sojasauce abschmecken. Die Bohnen auf vier vorgewärmte Teller verteilen. Die Steaks auf den Bohnen anrichten, mit dem Fleischsaft beträufeln und sofort servieren. Dazu passt Basmatireis oder etwas Baguette.

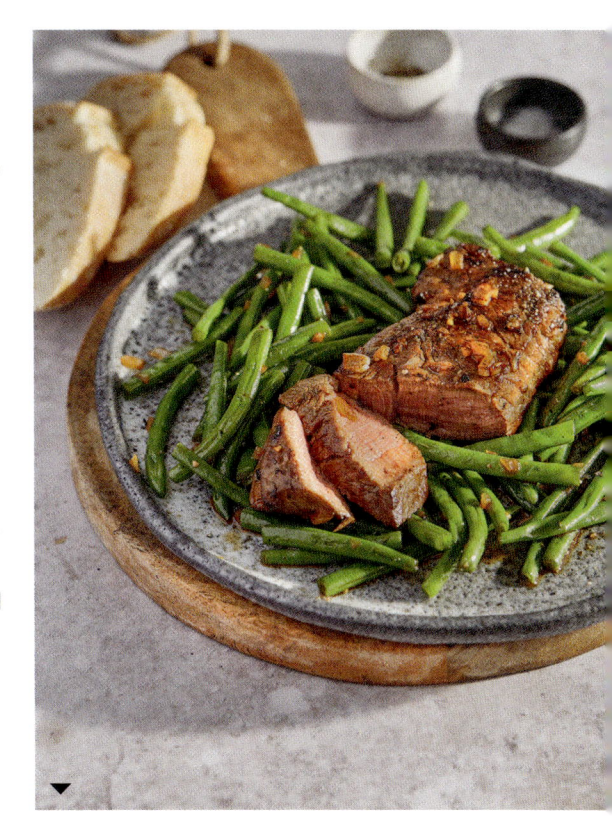

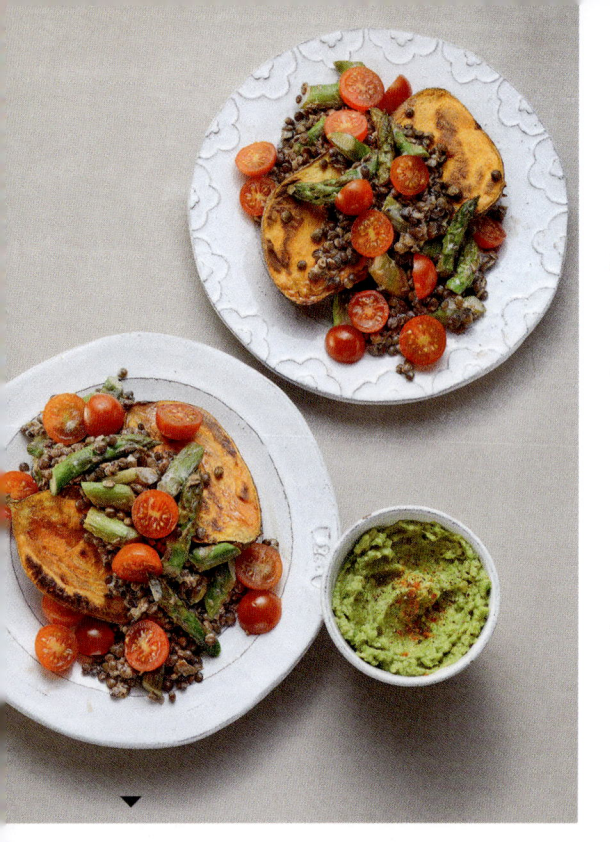

SÜSSKARTOFFEL-KUMPIR MIT SPARGEL

4 kleine Süßkartoffeln • 200 g Puy-Linsen • 500 g grüner Spargel • 250 g Kirschtomaten • 2 Avocados • 1 Knoblauchzehe • 1 Bio-Zitrone • Salz • Pfeffer • ½ TL Chilipulver • 2 EL Olivenöl • 200 g Soja-Cuisine

Für 4 Personen • 45 Min. Zubereitung
Pro Portion ca. 775 kcal

1. Den Backofen auf 200° vorheizen. Ein Backblech mit Backpapier belegen. Die Süßkartoffeln mithilfe einer Gemüsebürste gründlich waschen und der Länge nach halbieren.
2. Mit der Schnittfläche nach unten auf dem Blech verteilen und im Ofen (Mitte) 30–35 Min. garen.
3. Inzwischen die Linsen waschen und in einem Topf in wenig Wasser nach Packungsanweisung weich garen. Den Spargel waschen, im unteren Drittel schälen und die holzigen Enden entfernen, die Stangen schräg in ca. 3 cm lange Stücke schneiden. Die Tomaten waschen und halbieren.
4. Für eine Guacamole die Avocados halbieren und entkernen, das Fruchtfleisch in eine Schüssel löffeln und mit einer Gabel fein zerdrücken. Den Knoblauch schälen und dazupressen. Die Zitrone heiß waschen, abtrocknen und die Schale fein abreiben, dann die Zitrone halbieren und den Saft auspressen.
5. Die Guacamole mit 3–4 EL Zitronensaft, Salz, Pfeffer und Chilipulver würzen.
6. Das Öl in einer großen Pfanne erhitzen und den Spargel darin bei mittlerer Hitze ca. 8 Min. unter Rühren anbraten.
7. Die gegarten Linsen dazugeben und alles mit Soja-Cuisine ablöschen, mit Salz, Pfeffer und Zitronenschale würzen.
8. Zum Servieren die Süßkartoffeln aus dem Ofen nehmen. Jeweils 2 Hälften auf einen Teller setzen, das Spargel-Linsen-Gemüse darübergeben und mit den Tomaten belegen. Die Guacamole dazu reichen.

ZOODLES MIT GARNELEN

250 g küchenfertige TK-Garnelen • 2 Zucchini (400 g) • 1 kleine Stange Lauch (75 g) • 2 Knoblauchzehen • 2 EL Olivenöl • 100 g Sahne • 60 g Parmesan • Salz • Pfeffer
Außerdem: Spiralschneider

Für 2 Personen • 25 Min. Zubereitung •
2 Std. Auftauen
Pro Portion ca. 480 kcal

1. Die Garnelen in ein Sieb geben, mit kaltem Wasser abbrausen und mind. 2 Std. bei Zimmertemperatur oder alternativ über Nacht im Kühlschrank auftauen lassen.

2. Zucchini waschen, putzen und mit einem Spiralschneider zu »Spaghetti« schneiden. Den Lauch putzen, längs halbieren, waschen und in Ringe schneiden. Den Knoblauch schälen und in Scheiben hobeln.

3. Die Garnelen trocken tupfen. Das Öl in einer Pfanne erhitzen und die Garnelen darin 1 Min. scharf anbraten, dann Lauch und Knoblauch zugeben und 2 Min. mitbraten. Zucchini zufügen und weitere 2 Min. unter Wenden mitbraten.

4. Alles mit Sahne ablöschen und aufkochen. Den Parmesan reiben, unterrühren und die Zoodles mit Salz und Pfeffer abschmecken. Auf Teller verteilen und servieren.

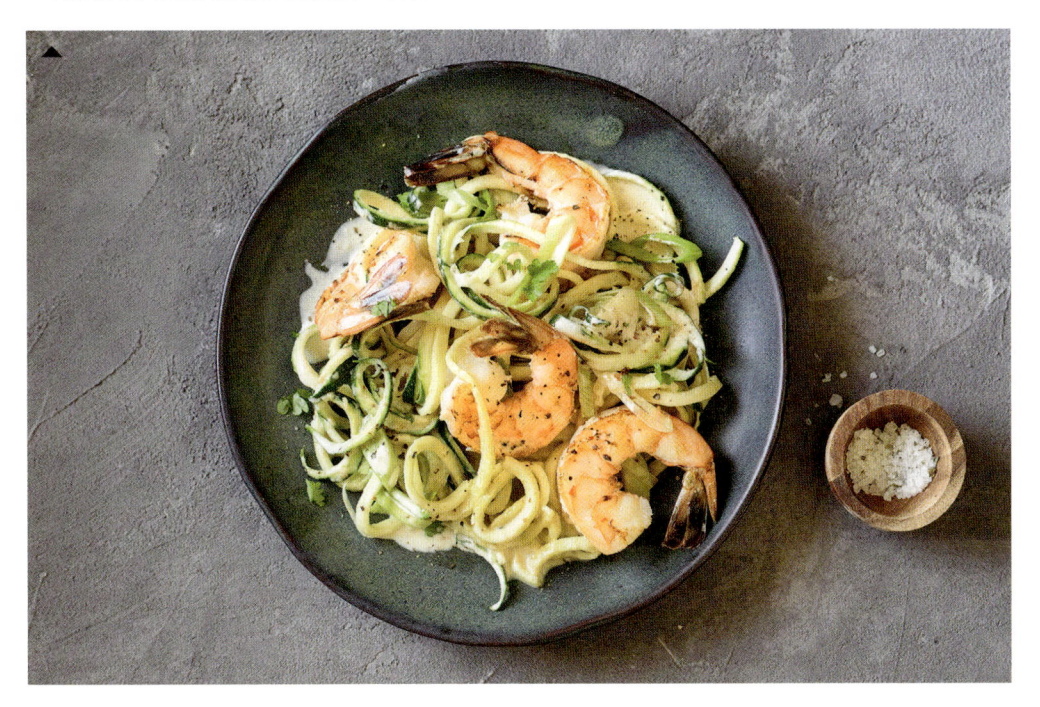

BLUMENKOHL-AVOCADO-SALAT

Salz • ½ Blumenkohl (400 g) • 1 Frühlingszwiebel • 1 Avocado • 10 Stängel Dill • 10 Stängel Petersilie • 100 g Schmand • 1 TL mittelscharfer Senf

Für 2 Personen • 20 Min. Zubereitung
Pro Portion ca. 335 kcal

1. In einem Topf Salzwasser erhitzen. Den Blumenkohl waschen, putzen und in kleine Röschen teilen. Die Blumenkohlröschen je nach Größe halbieren oder vierteln, in das kochende Salzwasser geben und bei mittlerer Hitze offen 8–10 Min. köcheln lassen, bis sie bissfest sind.
2. Inzwischen die Frühlingszwiebel waschen, putzen und in feine Ringe schneiden. Die Avocado halbieren und den Kern entfernen. Das Fruchtfleisch aus der Schale lösen und in 1 cm große Würfel schneiden.
3. Dill und Petersilie abbrausen und trocken schütteln, die Spitzen und Blättchen abzupfen und fein hacken.
4. Schmand mit Senf und ½ TL Salz in einer Schüssel glatt rühren. Die gehackten Kräuter und die Frühlingszwiebel unterheben.
5. Den Blumenkohl in ein Sieb abgießen, abschrecken und abtropfen lassen. Dann mit den Avocadowürfeln zum Dressing geben und alles vorsichtig vermengen.

APFEL-SAUERKRAUT-SALAT MIT CRANBERRYS

2½ EL Apfelessig • Salz • Pfeffer aus der Mühle • 2 EL Walnussöl • 2½ EL Leinöl • 1½ EL Apfeldicksaft • 4 kleine Äpfel (z. B. Elstar) • ½ Zitrone • 1 Bund Rucola • 100 g Pekannusskerne (ersatzweise Walnusskerne) • 250 g rohes Sauerkraut • 100 g gedörrte Soft-Cranberrys

Für 4 Personen • ca. 25 Min. Zubereitung
Pro Portion ca. 470 kcal

1. Für das Dressing den Apfelessig mit Salz, Pfeffer, den beiden Ölsorten und dem Apfeldicksaft in einer großen Schüssel verquirlen.
2. Die Äpfel waschen, vierteln und die Kerngehäuse entfernen. Die Zitrone auspressen. Die Apfelviertel in dünne Scheiben schneiden und diese mit dem Zitronensaft marinieren.
3. Den Rucola waschen und trocken schleudern. Die Pekannüsse grob hacken. Das Sauerkraut mit kaltem Wasser gründlich abspülen und abtropfen lassen.
4. Die vorbereiteten Zutaten zusammen mit den Cranberrys zum Dressing in die Schüssel geben und alles locker miteinander vermischen. Nochmals mit Salz und Pfeffer abschmecken.

WENIGER PFUNDE

PILZMINESTRONE MIT LINSEN UND PISTOU

Für die Minestrone: 400 g gemischte Pilze (z. B. Champignons, Kräuterseitlinge, Shiitake, Pfifferlinge, Steinpilze) • 1 Zwiebel • 2 EL Rapsöl • 500 ml Gemüsebrühe • 150 g braune Linsen • 2–3 Zweige Thymian • 1–2 Zweige Rosmarin • 1 Lorbeerblatt • 100 g rote Linsen • 2 EL Sojasauce • Salz • Pfeffer aus der Mühle
Für das Pistou: 1 Bund Basilikum • 3–4 Zweige Liebstöckel • 2 Knoblauchzehen • ½ TL grobes Salz • 75 ml Olivenöl • 50 g geröstete Pinienkerne

Für 4 Portionen • ca. 40 Min. Zubereitung
Pro Portion ca. 580 kcal

1. Die Pilze säubern und abreiben (nicht waschen!), dann je nach Größe halbieren, vierteln oder in dicke Scheiben schneiden.
2. Die Zwiebel schälen, in dünne Streifen schneiden und in heißem Rapsöl in einem breiten Topf etwa 1 Min. anschwitzen. Die Gemüsebrühe dazugießen, braune Linsen, Thymian und Rosmarin zugeben und alles zugedeckt bei schwacher Hitze ca. 15 Min. köcheln lassen.
3. Inzwischen für das Pistou Basilikum und Liebstöckel waschen, trocken schütteln und die Blätter abzupfen. Den Knoblauch schälen, grob hacken und mit Salz und den gezupften Kräutern in einen hohen Becher geben. Das Olivenöl und die Pinienkerne dazugeben und alles mit dem Pürierstab fein mixen.
4. Nach etwa 15 Min. Garzeit die roten Linsen und die Pilze zu den braunen Linsen geben und weitere 5 Min. mitgaren. Die Kräuterzweige entfernen und die Minestrone mit Sojasauce sowie Salz und Pfeffer kräftig abschmecken. Minestrone in tiefe Teller verteilen und mit 1–2 Löffel Pistou servieren.

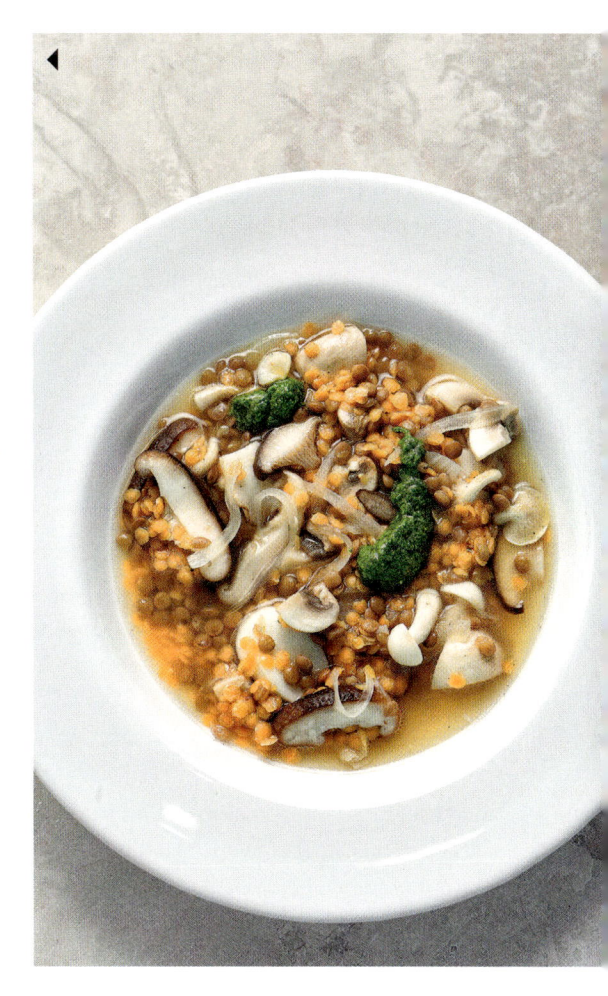

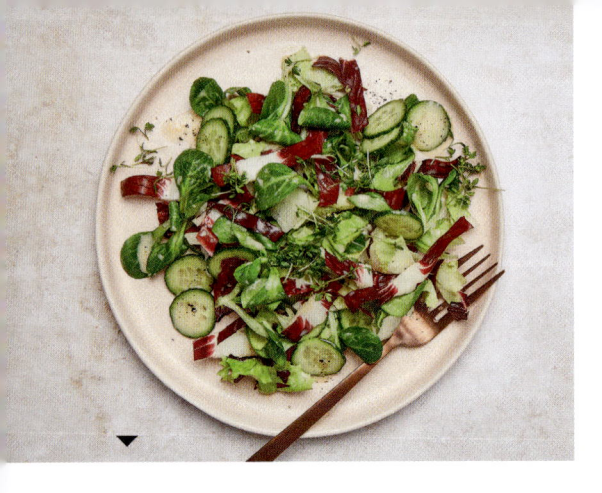

BUNTER BLATTSALAT MIT MANDELSAUCE

½ kleiner Endiviensalat • 1 roter Chicorée • 30 g Feldsalat • 1 Mini-Salatgurke • ½ Beet Kresse
Für das Dressing: 100 ml Mandeldrink (ungesüßt) • Meersalz • Pfeffer • 1 EL Zitronensaft • 1 EL Apfelessig • 1 EL Walnussöl • 1 TL Reissirup

Für 2 Personen • 15 Min. Zubereitung
Pro Portion: ca. 100 kcal

1. Endiviensalat waschen, putzen und trocken schleudern. Chicorée längs halbieren, vom Strunk befreien, beide Salate in 1–2 cm breite Streifen schneiden.
2. Feldsalat verlesen, waschen und trocken schütteln. Gurke waschen und in dünne Scheiben schneiden.
3. Für das Dressing Mandeldrink, Salz, Pfeffer, Zitronensaft, Essig, Öl und Reissirup in einer Schüssel gründlich verrühren.
4. Die Salate und die Gurke mit dem Dressing mischen. Kresse abschneiden und vor dem Servieren über den Salat streuen.

ZUCCHINI-SCHOKO-KUCHEN

150 g Zucchini • 150 g Zartbitterschokolade (70 % Kakaogehalt) • 25 g Kokosöl • 250 g Dinkelmehl Type 1 050 • 100 g Kokosblütenzucker • 1 TL Zimtpulver • 3 TL Backpulver • 1 TL Natron • 3 EL dunkles Kakaopulver • 200 g Apfelmark • 1 TL Apfelessig • 100 ml Rapsöl mit Buttergeschmack
Außerdem: 1 Kastenform (26 cm Länge)

Für 1 Kastenkuchen (12 Stücke) •
ca. 25 Min. Zubereitung • ca. 55 Min. Backen
Pro Stück ca. 285 kcal

1. Den Backofen auf 180° Ober-/Unterhitze vorheizen.
2. Die Zucchini putzen, waschen, abtrocknen und fein raspeln. 50 g Zartbitterschokolade reiben. Beides mit den restlichen trockenen Zutaten in einer Schüssel vermengen.
3. Das Apfelmark, den Apfelessig und das Rapsöl rasch unterrühren, bis ein gleichmäßiger Teig entsteht. Diesen in die mit Backpapier ausgelegte Kastenform geben und etwa 55 Min. backen.
4. Den Kuchen aus dem Ofen nehmen und auf einem Gitter komplett abkühlen lassen.
5. Inzwischen für die Glasur die restliche Schokolade klein hacken und mit dem Kokosöl in einer kleinen Schüssel über einem heißen Wasserbad langsam schmelzen. Die flüssige Glasur auf dem Kuchen vertreilen und trocknen lassen.

BLUMENKOHL-MILCHREIS MIT APFEL

Für die Äpfel: 2 große rotschalige Äpfel (z. B. Idared, Cox Orange) • 2 EL Zitronensaft • 2½ EL Rohrrohrzucker • 1 EL Butter • 2 EL Honig • 2 EL Calvados (ersatzweise 4 EL Apfelsaft)
Für den Milchreis: 1 kleiner Blumenkohl (450 g) • 350 ml Milch • ½ TL Zimtpulver • 2½ EL Rohrrohrzucker

Für 2 Personen • 30 Min. Zubereitung
Pro Portion ca. 485 kcal

1. Äpfel waschen und das Kerngehäuse mit einem Ausstecher oder einem Messer entfernen. Äpfel quer in dünne Scheiben schneiden. Scheiben in Zitronensaft wenden, damit sie nicht braun werden.
2. Für den Blumenkohl-Milchreis den Blumenkohl putzen und waschen. Dann entweder grob zerteilen und im Blitzhacker fein zerkleinern oder mit einem großen Messer längs in dünne Scheiben schneiden und diese dann auf Reiskorngröße klein hacken. Den Blumenkohl-Reis mit der Milch in einem Topf kurz aufkochen lassen. Gut durchrühren, Zimt und Zucker dazugeben und 10–12 Min. bei kleiner Hitze zugedeckt garen. Dabei immer wieder umrühren, damit nichts anbrennt.
3. Inzwischen für die karamellisierten Äpfel den Zucker in einer beschichteten Pfanne schmelzen und hellbraun karamellisieren lassen. Butter, Honig und Calvados zugeben, erhitzen und köcheln lassen, bis sich der Karamell aufgelöst hat. Dann die Apfelscheiben zugeben und unter gelegentlichem vorsichtigem Wenden 2–3 Min. garen, sodass die Äpfel noch fest sind und nicht zerfallen. Den Blumenkohl-Reis in tiefe Teller geben und die karamellisierten Äpfel mit dem Karamell darauf verteilen.

LOW-CARB-VARIANTE

Wer ein echtes Low-Carb-Dessert will, ersetzt den Rohrrohrzucker im Milchreis durch Kokosblütenzucker oder Kokosblütensirup, deren glykämischer Index weit unter dem von »normalem« Zucker liegt. Dann am besten anstelle der karamellisierten Äpfel nur frisches, säuerliches Obst verwenden, z. B. Beeren oder Zitrusfrüchte.

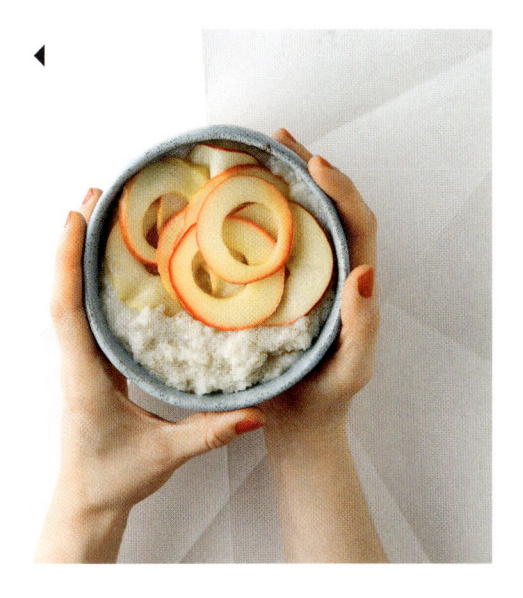

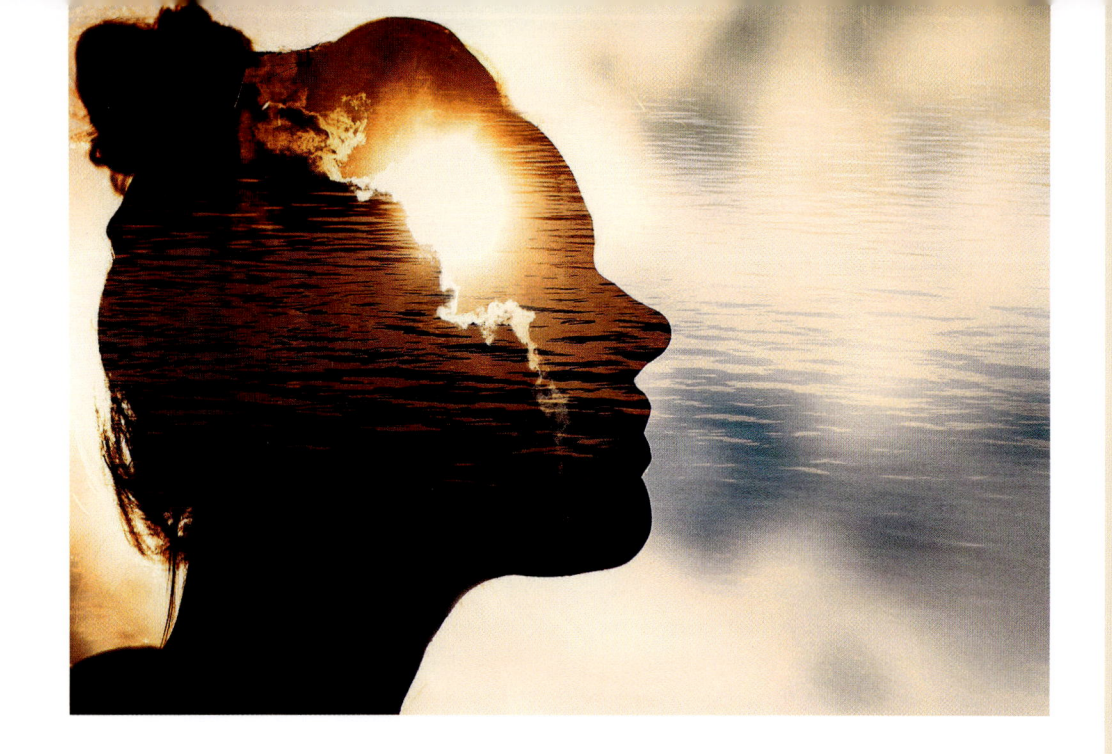

KLAR DENKEN

Im vorherigen Kapitel haben wir uns mit dem Thema Unterzuckerung beschäftigt. Die Empfehlungen dazu möchten wir Ihnen auch ans Herz legen, wenn es Tage gibt, in denen Sie unter sogenanntem *brain fog* leiden – also einem verschwommenen, benebelten Gefühl im Kopf. Auch Konzentrationsstörungen und das Suchen nach dem richtigen Wort können infolge der Hormondysbalance als Wechseljahresbeschwerden auftreten. Ein weiterer maßgeblicher Störfaktor für unser Gehirn ist Stress. Jüngste Forschungen zeigen, dass das Absinken des Östrogenspiegels sowie Stress die Gehirnmasse oder einzelne Bereiche des Gehirns schrumpfen lassen und Entzündungen hervorrufen können. Stress lässt darüber hinaus die Blut-Hirn-Schranke durchlässiger werden. Diese schützt unser Gehirn unter gesunden Bedingungen vor Toxinen, Stoffwechselabbauprodukten und Infektionen. Auch Doppel- oder Mehrfachbelastungen, psychisch fordernde Zustände wie Mobbing, Isolation, Einsamkeit und Angst erzeugen Stress. Und nicht zuletzt ist der Körper im Stressmodus, wenn er Toxinen wie Nikotin oder Alkohol ausgesetzt wird. Nahrungsmittelunverträglichkeiten unter anderem gegen Gluten, Casein, Histamin oder Lactose stressen zudem das Mikrobiom.

STRESS VERMEIDEN

Der Stressindikator schlechthin ist das Cortisol. Im Grunde ist Cortisol ein sinnvoller Stoff, der den Körper bei der Bewältigung vieler Alltagssituationen unterstützt. Studien haben aber gezeigt, dass eine zu häufige Flutung des Gehirns mit Cortisol, wie dies unter Dauerstress der Fall ist, zu einer Degeneration des Gehirns führt. Hiervon ist besonders eine bestimmte Hirnregion, der Hippocampus, betroffen. Im Hippocampus werden Inhalte aus dem Kurzzeitgedächtnis ins Langzeitgedächtnis überführt. Außerdem spielt der Hippocampus eine wichtige Rolle für die Schlafarchitektur. Dauerstress führt dementsprechend zu Schlafstörungen. Mangelnder Schlaf wiederum unterstützt *brain fog*. Um die Konzentration zu erhalten oder wieder klarere Gedanken fassen zu können, sollten Sie darauf achten, dass Ihr Blutzuckerspiegel langsam ansteigt und konstant bleibt.

Denn Cortisol wird auch bei hohen Insulinspitzen im Blut ausgeschüttet.

In sehr aufreibenden Zeiten wird auch viel Vitamin B_{12} verbraucht. Die Speicher, die normalerweise für zwei Jahre reichen, leeren sich dann schneller. Lassen Sie darum regelmäßig Ihren Vitamin-B_{12}-Spiegel bestimmen und achten Sie auf ausreichende Zufuhr.

Nährstoffe fürs Gehirn

Wir unterstützen die Gedächtnisleistung außerdem durch Rezepte mit Cholin, weil besonders in der Menopause neben dem Östrogen- auch der Cholinspiegel sinkt. Cholin ist Teil des Überträgerstoffs Acetylcholin, der unter anderem Impulse an Nervenenden überträgt. Im Gehirn ist dies für die Gedächtnisleistung wichtig. Cholin ist in Eiern, Sojabohnen, Fisch und Blumenkohl enthalten. Außerdem finden Sie in diesem Kapitel Nahrungsmittel mit einem hohen Anteil an Vitamin E, das eine gute Zellkommunikation unterstützt. Ausreichende Mengen an B-Vitaminen (B_1, B_6, B_{12}, Biotin) und Folsäure sind ebenfalls unerlässlich für die Hirnfunktion. Auch Omega-3-Fette schützen nachweislich das Gehirn und fördern die hormonelle Balance. Quellen für Omega 3 (DHA, EPA) sind Fische wie Lachs, Sardinen, Hering und auch Kaviar oder als moderne Variante die Algen. Eine gute pflanzliche Wahl treffen Sie mit Leinsamen und Soja. Probieren Sie doch einmal den Knusper-Lachs mit Edamame (unreif geerntete Sojabohnen) von **Seite 122**.

FRISCHKORNMÜSLI

4 EL Getreidemischung (Dinkel, Weizen, Nackthafer, Gerste, Roggen) • 1 Zitrone • 150 g Sahne • 2 EL Honig (alternativ Reissirup) • 1 Banane • 1 Apfel • 1 Msp. Vanillepulver • 50 g Walnusskerne

Für 2 Personen • 15 Min. Zubereitung • 8 Std. Einweichen
Pro Portion ca. 625 kcal

1. Das Getreide mit der Mühle grob schroten und in eine Müslischale geben. 12–15 EL kaltes Wasser einrühren, sodass ein fester Brei entsteht. Getreideschrot abdecken und im Kühlschrank für ca. 8 Std. (am besten über Nacht) einweichen lassen.
2. Die Zitrone halbieren und auspressen. Den Getreidebrei mit Sahne, Honig und dem Zitronensaft verrühren. Die Walnusskerne grob hacken.
3. Die Banane schälen und in Scheiben schneiden. Den Apfel waschen, nach Geschmack schälen, vierteln, vom Kerngehäuse befreien und grob raspeln. Banane und Apfel unter das Müsli rühren. Dieses mit Vanille sowie nach Geschmack mit noch etwas Zitronensaft abschmecken und mit den Walnüssen bestreut servieren.

TOFU MIT ERDNUSS-KOKOS-DIP

400 g Tofu • 3 EL Rapsöl (ersatzweise Sonnenblumenöl) • 80 g gemischter Blattsalat • 1 Limette • 100 g Kokosmilch • 75 g Erdnussmus • 3 Msp. Chilipulver • Salz • 1 Avocado

Für 2 Personen • 25 Min. Zubereitung
Pro Portion ca. 870 kcal

1. Den Tofu abtropfen lassen und längs in vier Scheiben schneiden. Diese in je vier Dreiecke zerteilen.
2. Je 1 ½ EL Öl in zwei Pfannen erhitzen. Die Tofuecken darin pro Seite in 7–8 Min. knusprig braten.
3. Inzwischen den Salat waschen und trocken schleudern. Die Limette auspressen. Zwei Drittel des Limettensafts mit 75 g Kokosmilch und dem Erdnussmus glatt rühren. Den Dip mit 2 Msp. Chilipulver und Salz abschmecken.
4. Den restlichen Limettensaft mit der übrigen Kokosmilch und 1 Msp. Chilipulver zu einem Dressing verrühren, mit Salz abschmecken.
5. Den Salat mit dem Dressing vermengen und auf zwei Tellern anrichten.
6. Die Avocado halbieren, entkernen, das Fruchtfleisch mit einem Löffel aus den Schalen lösen und in feine Scheiben schneiden. Diese auf den Salat geben. Die Tofuecken mit dem Erdnuss-Kokos-Dip zum Salat servieren.

RINDERFILET MIT SENF, FENCHEL UND APFEL

400 g Rinderfilet (küchenfertig) • 100 g körniger Senf • 20 g Honig • Salz • Pfeffer
Für den Fenchelsalat: 1 Fenchel • 1 rote Zwiebel • 1 gelbes Rübchen • 1 Apfel (z. B. Boskop) • 20 ml Olivenöl • Salz • Pfeffer
Für den Blattsalat: 1 Schalotte • 30 ml Apfelessig • 20 g mittelscharfer Senf • 30 g Honig • 30 ml Olivenöl • Salz • Pfeffer • 1 Kopfsalat

Für 4 Personen • 40 Min. Zubereitung
Pro Portion: ca. 350 kcal

1. Den Grill anheizen.
2. Das Rinderfilet trocken tupfen und in dünne Scheiben schneiden. Den Senf mit dem Honig verrühren und die Filetscheiben gleichmäßig damit einstreichen.
3. Dann die Filetscheiben auf dem Grill von jeder Seite ca. 2 Min. braten, herunternehmen und noch kurz ruhen lassen. Abschließend mit Salz und Pfeffer würzen.
4. Für den Fenchelsalat den Fenchel waschen, putzen, längs vierteln und den Strunk herausschneiden. Zwiebel und das Rübchen schälen. Apfel waschen, vierteln und entkernen. Alles auf einem Hobel in sehr dünne Scheiben schneiden, dann in eine Schüssel geben und mit dem Olivenöl anmachen. Mit Salz und Pfeffer würzen.
5. Für den Blattsalat die Schalotte schälen und in kleine Würfel schneiden. Mit Essig, Senf und Honig in einen hohen Mixbecher geben und mit dem Pürierstab fein pürieren. Dabei zum Schluss langsam das Öl einlaufen lassen. Das Dressing mit Salz und Pfeffer würzen.
6. Von dem Kopfsalat die Blätter ablösen, waschen, trocknen schleudern und in grobe Stück zupfen. In eine Schüssel geben und mit dem Dressing anmachen.
7. Den Blattsalat auf große Schalen oder Teller verteilen und den Fenchelsalat darübergeben. Zum Schluss die Rinderfiletscheiben darauf anrichten.

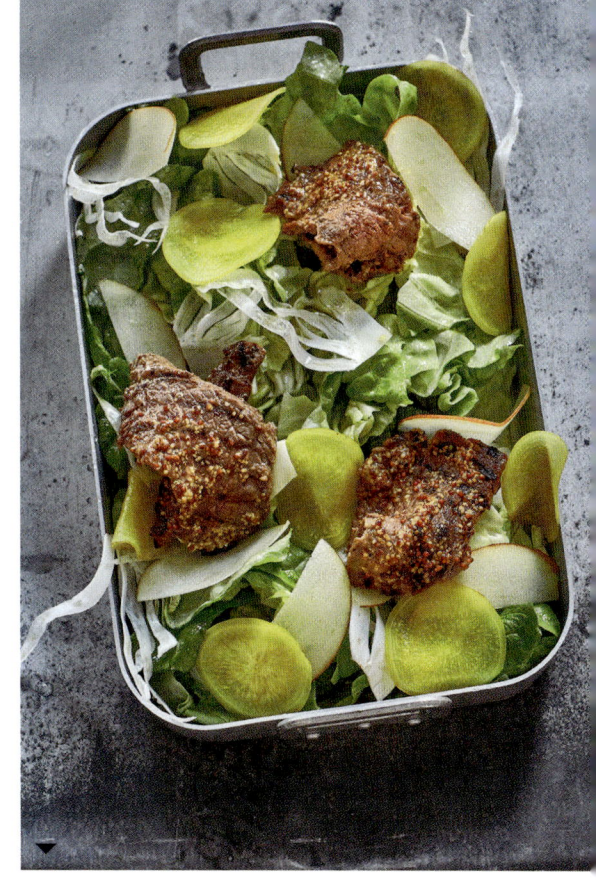

WARMER KÜRBISSALAT MIT KICHERERBSEN

125 g getrocknete Kichererbsen • je 1 braune und rote Zwiebel • 2 Knoblauchzehen • 1 großer Butternut-Kürbis (ca. 800 g) • 4 EL Olivenöl • ½ TL Pimentpulver • Salz • Pfeffer • 1 TL ungeschälte Sesamsamen • 3 EL Tahini-Paste • 150 g Ayran • 3 EL Zitronensaft • ½ Bund Minze

Für 4 Personen • 45 Min. Zubereitung • 8 Std. Einweichen
Pro Portion ca. 330 kcal

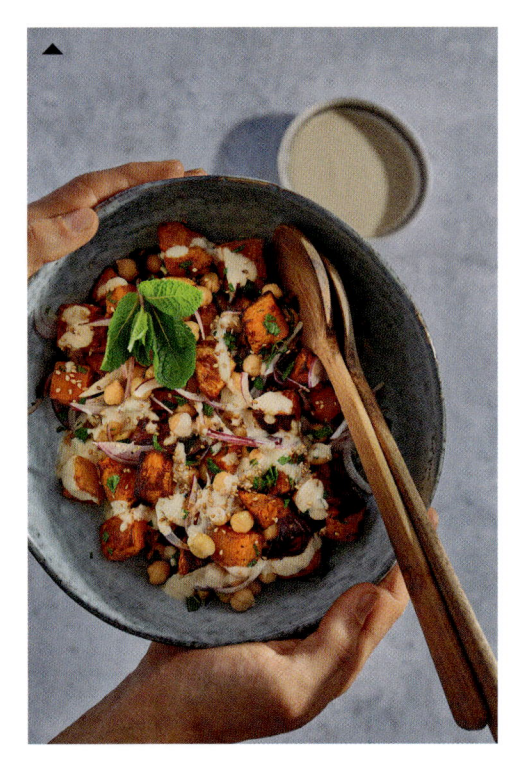

1. Getrocknete Kichererbsen mind. 8 Stunden (am besten über Nacht) in reichlich kaltem Wasser einweichen. Dann abgießen, in einem Topf mit frischem Wasser bedecken und zum Kochen bringen.
2. Die braune Zwiebel und 1 Knoblauchzehe schälen, zu den Kichererbsen geben und den Topfinhalt bei mittlerer Hitze zugedeckt etwa 1 Std. 10 Min. garen.
3. Inzwischen den Backofen auf 220° vorheizen. Den Kürbis halbieren, entkernen, in Spalten schneiden, schälen und das Fruchtfleisch in 2 cm große Würfel schneiden. Restlichen Knoblauch schälen und zerdrücken. Kürbiswürfel mit 2 EL Olivenöl, Piment und Knoblauch mischen, salzen und pfeffern. Kürbismischung auf einem Backblech verteilen und im Backofen (Mitte) 20–30 Min. garen.
4. Sesam in einer Pfanne ohne Fett bei mittlerer Hitze hellbraun rösten. Tahini-Paste, Ayran, restliches Olivenöl und Zitronensaft verrühren. Die Sauce vorsichtig mit Salz und Pfeffer abschmecken.
5. Die rote Zwiebel schälen und in sehr feine Streifen schneiden. Minze waschen, trocken schütteln, Blätter abzupfen, grob hacken und mit den Zwiebelstreifen mischen.
6. Kichererbsen abgießen und gut abtropfen lassen. Kürbis, Kichererbsen und Zwiebel-Minze-Mischung vermengen, mit Salz und Pfeffer abschmecken. Den Salat auf vier Teller verteilen, mit der Sauce umgießen und mit Sesam bestreut servieren.

SPINATLINSEN MIT LIMETTEN-AUBERGINEN

Für die Spinatlinsen: 80 g gelbe Linsen • 1 Zwiebel • 1 Knoblauchzehe • 1 Stück Ingwer (ca. 2 cm) • 1 EL Kokosöl (ersatzweise Olivenöl) • 1 TL Currypulver • 175 g Kokosmilch • 100 g Baby-Spinat • Salz • Zucker • 2 Spritzer Limettensaft
Für die Auberginen: 2 Auberginen (à ca. 250 g) • 1 rote Zwiebel • 1 Knoblauchzehe • 1 TL Currypulver • 4 EL Olivenöl • Salz • 2 EL Limettensaft • 2 EL gehacktes Koriandergrün

Für 2 Personen • 55 Min. Zubereitung
Pro Portion ca. 630 kcal

1. Für die Spinatlinsen die Linsen in einem Sieb kalt abspülen und abtropfen lassen. Zwiebel, Knoblauch und Ingwer schälen und getrennt voneinander fein würfeln. Das Kokosöl in einem Topf erhitzen und die Zwiebel goldgelb darin andünsten. Den Knoblauch und den Ingwer zugeben und kurz mitdünsten, dann die Linsen und das Currypulver unterrühren.
2. Mit 150 ml Wasser und 150 g Kokosmilch ablöschen. Alles zugedeckt ca. 30 Min. bei kleiner bis mittlerer Hitze garen, dabei ein- bis zweimal durchrühren.
3. Inzwischen den Backofen auf 180° vorheizen. Die Auberginen waschen, putzen und in ca. 2 cm große Würfel schneiden. Die rote Zwiebel schälen und längs in dickere Spalten schneiden. Den Knoblauch schälen und in dünne Scheiben schneiden. Mit der Zwiebel und den Auberginen in eine große ofenfeste Form geben.
4. Currypulver, Olivenöl und Salz zugeben und alles gründlich vermischen. Im heißen Ofen (Mitte) 25–30 Min. garen.
5. Währenddessen den Spinat putzen und verlesen, waschen und trocken schleudern. Die Linsen gegen Garzeitende salzen, die Hälfte der übrigen Kokosmilch unterrühren und die Linsen zugedeckt warm halten.
6. Die Auberginen nochmals durchrühren, den Backofengrill zuschalten und die Auberginen weitere 10–15 Min. grillen. Kurz vor Garzeitende der Auberginen den Spinat zu den Linsen geben und zugedeckt zusammenfallen lassen, dann die übrige Kokosmilch unterrühren.
7. Spinatlinsen mit Salz, 2 Prisen Zucker und 2 Spritzern Limettensaft abschmecken.
8. Auberginen aus dem Ofen nehmen, gleich 2 EL Limettensaft und die Hälfte des Koriandergrüns unterrühren. Die Spinatlinsen auf tiefe Teller verteilen und die Auberginen daraufgeben. Alles mit dem übrigen Koriandergrün bestreuen.

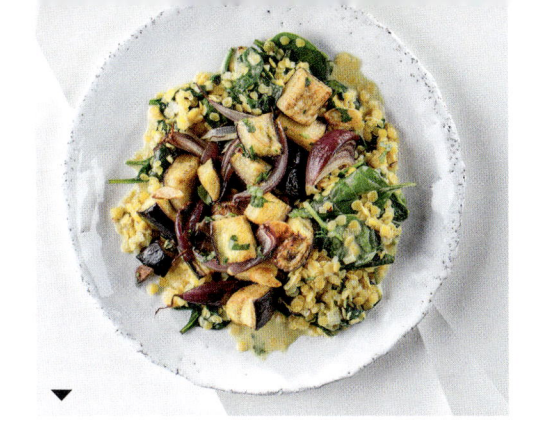

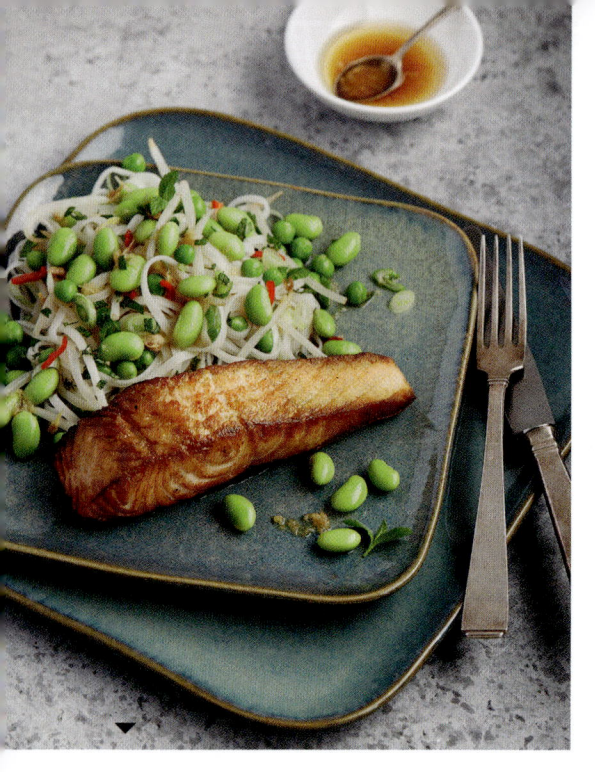

KNUSPER-LACHS MIT EDAMAME-SALAT

500 g Lachsfilet mit Haut • Salz • 150 g breite asiatische Reisnudeln • 445 g TK-Edamameschoten • 50 g Mungbohnensprossen • 100 g TK-Erbsen • 1 Stück Ingwer (ca. 2 cm) • 2 EL Zitronensaft • 2 EL Sonnenblumenöl • 1 EL dunkles Sesamöl • 3 TL Fischsauce • 2 TL brauner Zucker • 2 rote Chilischoten • 2 Frühlingszwiebeln • 5 Stängel Minze

Für 4 Portionen • 30 Min. Zubereitung
Pro Portion ca. 565 kcal

1. Den Lachs in 4 Stücke schneiden und die Hautseiten dick mit Salz bestreuen. Zur Seite stellen und ca. 10 Min. ziehen lassen.

2. Inzwischen für den Salat die Reisnudeln nach Packungsanweisung garen. Die Edamame in der Schote in kochendem Salzwasser 7–8 Min. garen.

3. Die Sprossen waschen, mit den Erbsen in eine Schüssel geben, mit kochendem Wasser übergießen und ca. 4 Min. ziehen lassen. Alles abgießen, kalt abschrecken und gut abtropfen lassen. Die Edamamekerne aus den Schoten lösen.

4. Für das Dressing den Ingwer schälen und fein reiben. Den Zitronensaft mit 1 EL Sonnenblumenöl, dem Sesamöl, der Fischsauce, dem Zucker und dem Ingwer verrühren, bis sich der Zucker gelöst hat. Dann unter die noch warmen Nudeln mischen.

5. Die Chilischoten längs aufschneiden, entkernen, waschen und in feine Ringe schneiden. Die Frühlingszwiebeln putzen, waschen und ebenfalls in Ringe schneiden. Die Minze waschen, trocken schütteln und die Blätter fein hacken.

6. Alle vorbereiteten Zutaten, bis auf den Lachs, unter die Reisnudeln mischen.

7. Das Salz sorgfältig vom Lachs abstreifen. Das übrige Öl in einer beschichteten Pfanne erhitzen. Lachs mit der Hautseite nach unten hineinlegen und ca. 5 Min. kräftig anbraten. Den Lachs umdrehen, die Hitze etwas reduzieren und weitere 4–5 Min. braten. Den Lachs mit dem Salat servieren.

BLUMENKOHLREIS MIT HÄHNCHEN

1 kleine rote Zwiebel • 400 g Blumenkohl • 3 EL Olivenöl • 1 Dose stückige Tomaten (400 g) • 1 TL getrockneter Rosmarin • Salz • 400 g Hähnchenbrustfilet • Pfeffer • 75 g geriebener Gouda

Für 2 Personen • 25 Min. Zubereitung
Pro Portion ca. 525 kcal

1. Die Zwiebel schälen und fein würfeln. Den Blumenkohl waschen, die Röschen grob klein schneiden, dann portionsweise im Blitzhacker auf Reiskorngröße zerkleinern.
2. 2 EL Olivenöl in einem Topf erhitzen und die Zwiebel darin in 2 Min. bei mittlerer Hitze glasig dünsten. Blumenkohl zugeben, 1 Min. mitbraten und mit den Tomaten ablöschen. Alles mit Rosmarin und ½ TL Salz würzen und offen 10–12 Min. köcheln lassen.
3. Das restliche Öl in einer Pfanne erhitzen. Die Hähnchenbrustfilets trocken tupfen und bei mittlerer Hitze 4–5 Min. pro Seite anbraten, bis sie braun snd. Mit Salz und Pfeffer würzen, dann in dünne Scheiben schneiden.
4. Blumenkohlreis mit Gouda mischen und mit Pfeffer abschmecken.
5. Auf zwei Teller verteilen und mit den Hähnchenbrustscheiben servieren.

OFEN-SÜSSKARTOFFELN MIT BROKKOLISALAT

Für die Süßkartoffeln: *2 Süßkartoffeln (à ca. 200 g) • 2 TL Olivenöl • Salz*

Für den Salat: *250 g Brokkoli • 2 EL Zitronensaft • ½ TL Agavendicksaft • Salz • Pfeffer • 2 EL Olivenöl • ¼ Bund Petersilie • 2 EL Rauchmandeln (geröstet und gesalzen; Fertigprodukt) • 2 EL Granatapfelkerne*

Für die Tofunaise: *200 g Seidentofu • 1 kleine Knoblauchzehe • 1 TL mittelscharfer Senf • 1 TL Zitronensaft • 3 EL Öl • Salz • Pfeffer*

Für 2 Personen • 1 Std. Zubereitung
Pro Portion ca. 620 kcal

1. Den Backofen auf 200° vorheizen. Die Süßkartoffeln unter fließendem Wasser waschen und mit einem spitzen Messer mehrfach einstechen. Dann mit Öl einreiben,

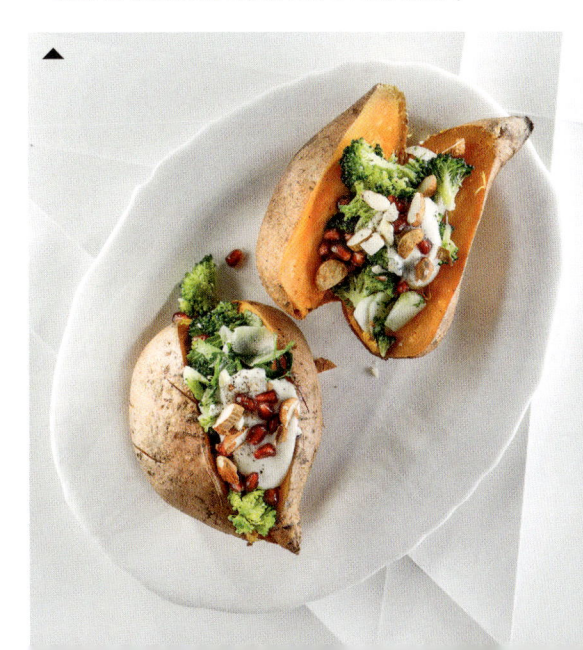

salzen und einzeln in Alufolie wickeln. Nun auf ein Backblech legen und im Ofen (Mitte) ca. 50 Min. backen.

2. Inzwischen für den Salat den Brokkoli waschen. Die Röschen möglichst weit oben am Stiel abschneiden und in sehr kleine Stücke zerteilen. Die Brokkolistiele schälen und in feine Scheiben schneiden.
3. Den Zitronensaft mit Agavendicksaft, Salz und Pfeffer verrühren, das Öl unterschlagen und das Dressing mit dem Brokkoli mischen. Die Petersilie waschen, trocken schütteln, die Blätter abzupfen und fein hacken. Unter den Salat mischen und alles ca. 30 Min. ziehen lassen.
4. Währenddessen für die Tofunaise den Seidentofu in Stücke schneiden und in einen hohen Rührbecher oder Mixer geben. Knoblauch schälen, grob würfeln und mit dem Senf und dem Zitronensaft zum Tofu geben. Fein pürieren, dabei nach und nach das Öl zugießen und untermixen. Die Tofunaise mit Salz und Pfeffer abschmecken.
5. Die Rauchmandeln grob hacken. Die Süßkartoffeln aus der Alufolie wickeln und auf Teller legen. Süßkartoffeln jeweils der Länge nach halbieren, dabei nicht ganz durchschneiden, sondern nur etwas auseinanderdrücken.
6. Den Brokkolisalat auf den Süßkartoffeln verteilen. Jeweils einen Klecks Tofunaise daraufgeben, mit den Rauchmandeln und den Granatapfelkernen bestreuen. Die übrige Tofunaise extra dazu servieren.

SÜSSES SCHOKO-HUMMUS

1 Dose Kichererbsen (265 g Abtropfgewicht) • 5 Datteln • 30 g Kakaopulver • 4 TL Ahornsirup • 2 EL ungesüßtes Erdnussmus • ½ Vanilleschote • Zimtpulver • Salz
Außerdem: 400 g frisches Obst zum Dippen

Für 6 Portionen • 15 Min. Zubereitung
Pro Portion ca. 225 kcal

1. Die Kichererbsen abgießen, kalt abspülen und abtropfen lassen. Die Datteln entsteinen und grob hacken. Beides mit Kakao, Ahornsirup, Erdnussmus, Vanille, je 1 Prise Zimt und Salz sowie 60 ml Wasser in einem Mixer zu einer geschmeidigen Masse pürieren. Dabei nach Bedarf noch etwas Wasser untermixen.
2. Schoko-Hummus in einer Schüssel anrichten. Die Früchte je nach Sorte vorbereiten, in mundgerechte Stücke schneiden und zum Dippen zum Hummus servieren.

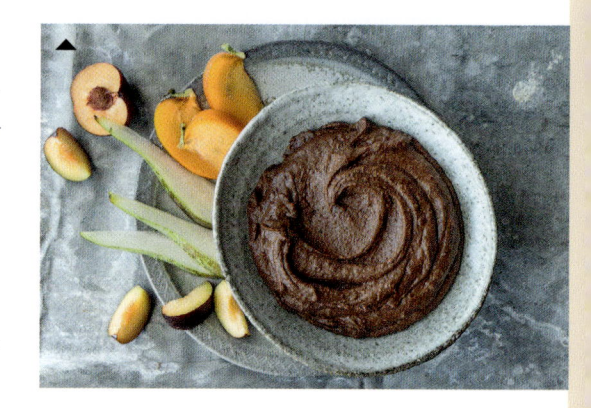

CRÈME BRÛLÉE MIT KÜRBIS

½ Hokkaido-Kürbis (ca. 250 g) • 100 ml Orangensaft • 1 kleine Dose Kokosmilch (200 g) • 75 g Zucker • 200 g Crème fraîche • 5 Eigelb (M) • 1 TL Zimtpulver • 1 Msp. frisch geriebene Muskatnuss • 1 Msp. Ingwerpulver • 1 Msp. gemahlene Nelken • 4 TL brauner Zucker

Außerdem: 4 flache ofenfeste Förmchen (à 200 ml) • 1 Crème-brûlée-Gasbrenner

Für 4 Personen • 50 Min. Zubereitung • 40 Min. Backen • 5 Std. Kühlen
Pro Portion ca. 510 kcal

1. Den Kürbis waschen, trocken tupfen, vierteln und die Kerne mit einem Esslöffel herauskratzen. Das Fruchtfleisch mitsamt der Schale grob raspeln und mit dem Orangensaft in einem kleinen Topf aufkochen lassen. Den Kürbis zugedeckt in 8–10 Min. weich dünsten, dabei ab und zu umrühren.
2. Dann den Kürbis samt der verbliebenen Flüssigkeit in einen hohen Rührbecher oder Mixbehälter geben und fein pürieren. Das Kürbispüree durch ein feines Sieb streichen und auskühlen lassen.
3. Den Backofen auf 170° vorheizen. Die Kokosmilch mit dem Zucker in einem Topf unter Rühren erhitzen (nicht kochen!), bis sich der Zucker aufgelöst hat. Dann vom Herd nehmen und auskühlen lassen. Die Crème fraîche, die Eigelbe, das Kürbispüree, Zimt, Muskatnuss, Ingwer und Nelken in den Topf dazugeben und alles mit einem Schneebesen glatt rühren.
4. Die Masse in vier flache Förmchen füllen und die Förmchen in eine eher flache Auflaufform stellen. So viel heißes Wasser in die Auflaufform füllen, dass die Förmchen bis knapp unter dem Rand im Wasser stehen. Im heißen Ofen (zweite Schiene von unten) ca. 40 Min. stocken lassen. Dann herausnehmen, abkühlen lassen und abgedeckt mind. 5 Std., am besten über Nacht kalt stellen.
5. Die Crèmes mit je 1 TL braunem Zucker bestreuen. Mit einem Crème-brûlée-Gasbrenner goldbraun karamellisieren und gleich servieren.

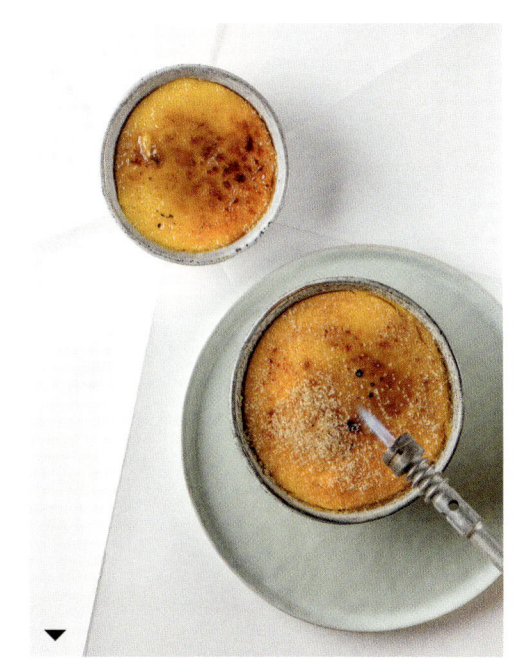

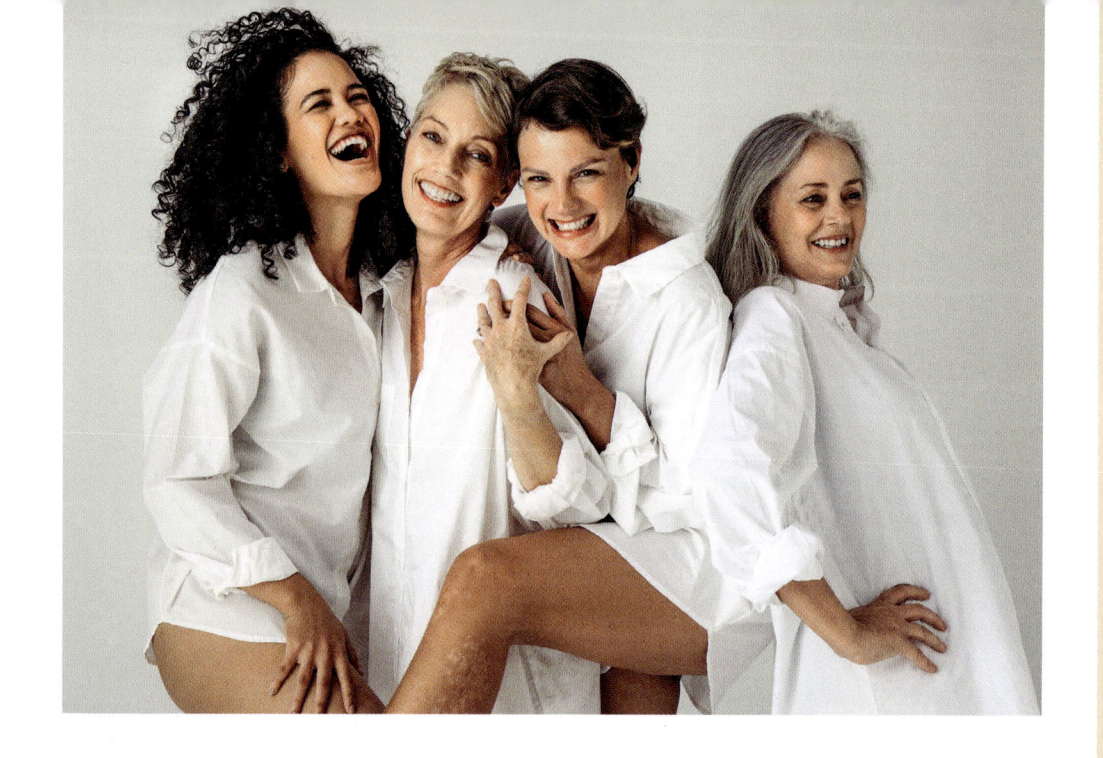

GUTE LAUNE

Wir bilden uns schlechte Stimmung nicht ein – in den Wechseljahren schon gar nicht. Bekannt ist, dass ein Absinken des weiblichen Anti-Stress-Boosters Progesteron seine launischen Folgen hat. Auch die direkten Auswirkungen von Nahrungsmitteln auf die Stimmungslage ist erforscht. Mittlerweile gibt es hierfür sogar einen eigenen Wissenschaftszweig, die Nutritional Psychiatry.

Aus Untersuchungen auf diesem Gebiet wissen wir, dass Depressionen und silent inflammations eng verbunden sind mit einer Dysbalance des Mikrobioms. Wenn schlechte Bakterien durch zu viel Fast Food oder eine einseitige Ernährung im Darm Überhand nehmen, verstärkt dies Entzündungsreaktionen. Einseitige Ernährung kann so zu extremer Reizbarkeit und Neigung zu Wutanfällen führen. Auch eine schnelle Gewichtsreduktion mit einseitiger Kost kann vermehrt eingelagerte Giftstoffe freisetzen. Depressionen und eine unausgeglichene Stimmungslage sind mögliche Folgen. Umgekehrt ernähren sich Menschen mit Depressionen oft schlechter – ein Teufelskreis.

FOOD FOR GOOD MOOD

Eine Ernährung, die reich ist an Probiotika, also lebenden Bakterien wie in fermentierten Lebensmitteln (**siehe Seite 24**) sowie an ballaststoffreichem Bakterienfutter macht hingegen gute Laune. Für die Balance des Mikrobioms ist, wie wir bereits gesehen haben, eine vielseitige, frische Ernährung, wie wir sie in all unseren Rezepten verwenden, einfach super. Ebenso empfiehlt sich die regelmäßige Entgiftung von Leber und Zellen, Stichwort Detox. Dazu tragen folgende Maßnahmen bei:
- Essen Sie viel grünes Gemüse.
- Vermeiden Sie Obesogene (**siehe Seite 11**) und Chemikalien wie BPA (**siehe Seite 57**), die dem Mikrobiom schaden.
- Stärken Sie die Leber durch Bitterstoffe, die zum Beispiel in Chicorée, Kurkuma und Rosmarin enthalten sind.

Tryptophan

Eine Aminosäure, die wir über die Nahrung zu uns nehmen können, ist das Tryptophan. Es ist eine Vorstufe des Glückshormons Serotonin. Fehlt Serotonin, kommt es häufiger zu einem Burn-out sowie zu Depressionen. In Studien konnte gezeigt werden, dass die Aufnahme tryptophanhaltiger Lebensmittel (**siehe Seite 59**) den Serotoninspiegel im Gehirn erhöhen kann. Die positive Folge: Weniger Angst, Unruhe und depressive Verstimmungen. Natürlich sind unsere Rezepte so zusammengestellt, dass die Kohlenhydrate und Proteine die Thyptophanverwertung unterstützen (**Stichwort Matrix, siehe Seite 12**). Denn wenn man tryptophanhaltige Lebensmittel wie Hühnerfleisch, Fisch oder Linsen mit Kohlenhydraten kombiniert, kann Tryptophan besser vom Gehirn aufgenommen werden. Probieren Sie zum Beispiel die Sardellen mit Tomaten-Brot-Salat von **Seite 135** aus.

Omega 3

Auch Omega 3, der Alleskönner, wirkt signifikant gegen Angst und Panik, wie eine Studie des Department of Psychology der University of Ohio schon 2011 zeigen konnte. Omega 3 Fettsäuren wirken ähnlich wie Antidepressiva auf die Signalübertragung im Gehirn und lagern sich in Nervenzellen ein. Durch ihre antientzündliche Wirkung tragen sie auch zum Schutz des Herz-Kreislauf-Systems bei. In den folgenden Rezepten sparen wir deshalb nicht an guten Omega-3-reichen Pflanzenölen wie Lein-, Raps-, Oliven- und Walnussöl. Eine der besten Omega-3-Quellen ist fetter Seefisch. Wir haben darum auch Fischrezepte ausgesucht. Bitte achten Sie beim Einkauf von Fisch aber auf Bioqualität und artgerechte Herkunft, denn Fisch reichert sich durch die Aufnahme von Algen und Phytoplankton mit Omega 3 an. Der Fisch selbst produziert keine Omega-3-Säuren, entstammt er der Massentierhaltung, ist die Versorgung nicht immer gewährleistet.

Folsäure und B$_{12}$

Neben Tryptophan und Omega 3 sind Folsäure und Vitamin B$_{12}$ wichtige Nährstoffe für eine ausgeglichene Stimmung. Wie schon beschrieben, spielt für die Stressresistenz die Region des Hippocampus im Gehirn eine zentrale Rolle. Ein Mangel an Folsäure kann diesen Bereich verkleinern. Die Stressresistenz nimmt ab, Ängstlichkeit und depressive Symptome können sich verstärken. Die gute Laune ist dahin. Folsäurehaltig sind unter anderem Blattgemüse wie Spinat, Salat, Tomaten, Hülsenfrüchte, Nüsse, Zitrusfrüchte, Weizenkeime, Eier, Vollkornprodukte und Lebe. Vitamin B$_{12}$ wird besonders in Stresszeiten verbraucht und ist unabdingbar für die Bildung von roten Blutkörperchen und den Aufbau von Nervenzellen. Vor allem Vegetarierinnen und Veganerinnen müssen ihre Vitamin-B$_{12}$-Versorgng im Blick haben und gegebenenfalls supplementieren.

Vitamin D

Last but not least möchten wir Vitamin D als Stimmungsmacher erwähnen. In vielen Studien konnte nachgewiesen werden, dass Depressionen häufig mit einem niedrigen Vitamin-D-Spiegel einhergehen. Wurde Vitamin D substituiert, besserten sich die Beschwerden. Ähnliches konnten Forscher in Bezug auf Angst nachweisen. Vitamin D kann die Blut-Hirn-Schranke passieren und schützt Nervenzellen. Es fördert Stoffwechsel und Muskelaufbau, stärkt die Knochen, wirkt antientzündlich und antidepressiv. Ein Mangel erhöht neben den Auswirkungen auf die Stimmung unter anderem das Risiko für Osteoporose. Unter allen Vitaminen ist Vitamin D das einzige, das der Körper selbst herstellen kann. Er braucht dafür jedoch ausreichend Sonnenlicht. Besonders zwischen Oktober und März ist ein Vitamin-D-Mangel in unseren Breiten deshalb eher die Regel als die Ausnahme. Lassen Sie Ihren Vitamin-D-Wert darum im Winter überprüfen und gleichen Sie einen Mangel gegebenenfalls mit einem Nahrungsergänzungsmittel aus. Allein über die Nahrung ist ein ausreichend hoher Vitamin-D-Spiegel kaum zu erreichen.

> ### FOLSÄURE – NICHT NUR FÜRS BABY
>
> Schwangere erhalten Folsäure für die Entwicklung der Zellen, die Blutbildung und Wachstumsprozesse des Ungeborenen. Aber auch in den Wechseljahren ist Folsäure wichtig für die Aufnahme von Vitamin B$_{12}$. Achten Sie darum sorgfältig auf Ihren Folsäurespiegel.

SOUL-BOWL-PORRIDGE

120 g Buchweizen • 60 g Paranusskerne • 60 g Walnusskerne • 10 entsteinte getrocknete Datteln • 1 TL Zimtpulver • Salz • ca. 25 g Heidelbeeren • 1 Banane
Außerdem: Zimtpulver (nach Belieben) • Nussmilchbeutel oder Wäschenetz

Für 2 Portionen • 10 Min. Zubereitung • mind. 4 Std. Einweichen • ca. 4 Std. Abtropfen
Pro Portion ca. 765 kcal

1. Den Buchweizen in einen Nussmilchbeutel füllen und mit Wasser bedeckt mindestens 4 Std. einweichen. Danach in ein Sieb abgießen, abspülen und bei Zimmertemperatur etwa 4 Std. abtropfen lassen.
2. Den Buchweizen, die Paranüsse, Walnüsse, Datteln, das Zimtpulver und 1 Prise Salz mit 450 ml warmem Wasser in einem Blender fein mixen.
3. Den Brei in zwei Schälchen verteilen.
4. Die Heidelbeeren waschen und abtropfen lassen.
5. Die Banane schälen und in Scheiben schneiden. Banane und Beeren auf dem Porridge verteilen, nach Belieben mit Zimt bestreuen und warm servieren.

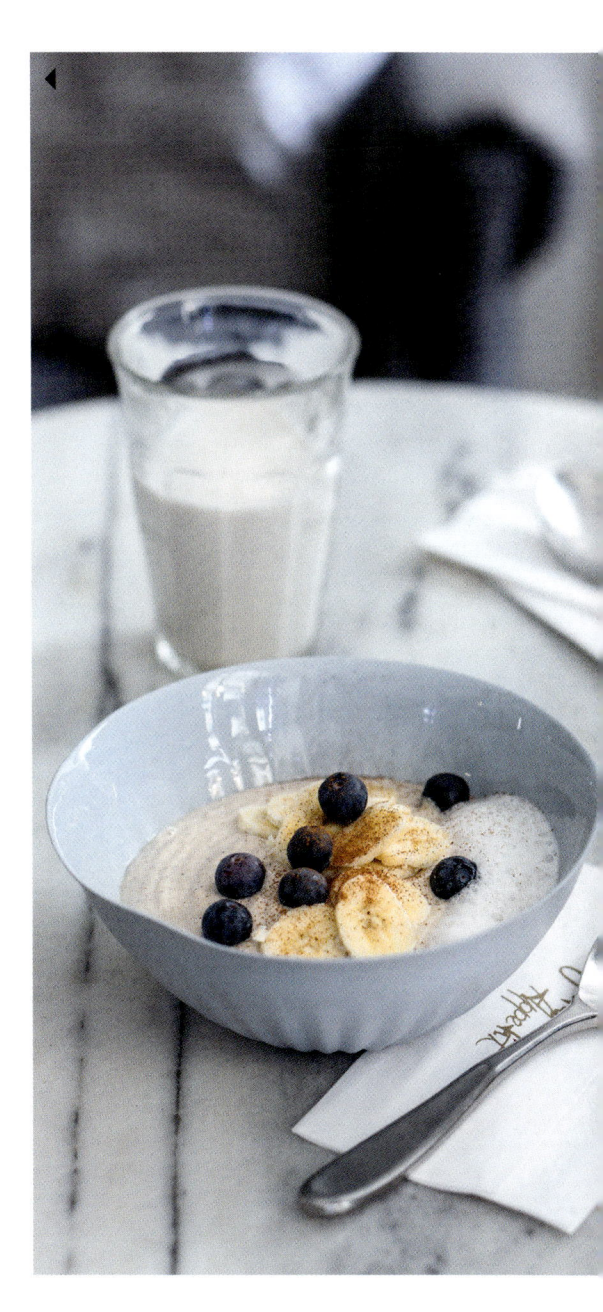

KURKUMA-KOKOS-BOWL

100 g Möhren • Salz • 2 kleine, sehr reife Banane • 100 ml ungesüßter Pflanzendrink (z. B. Haferdrink, Dinkeldrink, Buchweizendrink) • 20 g Kokosmilch • 50 g feine Haferflocken • 1 EL gemahlene Kurkuma • 1 EL Leinsamen
Außerdem: ca. 100 g Früchte für die Garnitur (nach Belieben z. B. Bananenscheiben, Apfelspalten oder Beeren) • ca. 1 TL gemahlene Mandeln für die Garnitur (nach Belieben)

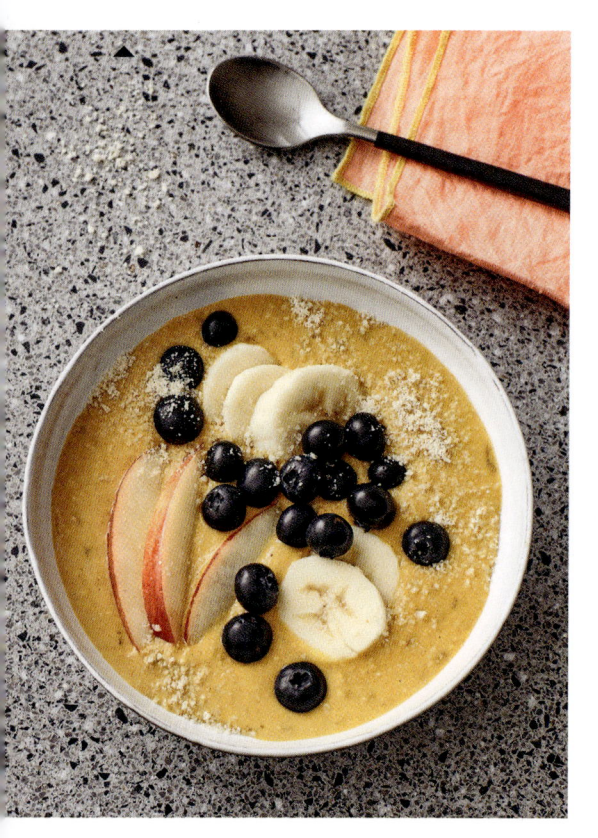

Für 2 Personen • 20 Min. Zubereitung •
15 Min. Kochen • 10 Min. Ruhen
Pro Portion ca. 285 kcal

1. Die Möhren putzen, waschen, falls nötig schälen und in dünne Scheiben schneiden. Die Möhrenscheiben in einem Topf knapp mit Wasser bedecken und 1 Prise Salz hinzufügen. Zum Kochen bringen und bei mittlerer Hitze in 10–15 Min. weich kochen. Inzwischen die Bananen schälen und grob schneiden.
2. Die Möhren mit einem Schaumlöffel aus dem Kochwasser nehmen und in einen hohen Rührbecher geben. 100 ml des Kochwassers hinzufügen und alles mit dem Pürierstab fein zerkleinern.
3. Bananen, Pflanzendrink sowie Kokosmilch dazugeben und alles fein pürieren. Die Haferflocken mit einem Löffel unterrühren. Die Masse ca. 10 Min. ruhen lassen.
4. Die Kurkuma unterrühren und alles mit dem Pürierstab pürieren. Ist die Konsistenz sehr zähflüssig, eventuell noch etwas Pflanzendrink untermixen.
5. Die Leinsamen mit einem Löffel unterrühren. Die Bowl auf Schälchen verteilen und nach Belieben mit Früchten sowie gemahlenen Mandeln garnieren.

GRÜNES RISOTTO MIT PILZEN

200 g Blattspinat • 1 kleine Zwiebel • 3 EL Olivenöl • 125 g Risotto-Reis (z. B. Arborio, Carnaroli) • 100 ml trockener Weißwein • Salz • 400 g Pilze (z. B. Champignons, Pfifferlinge, Austernpilze oder eine Mischung) • 1 Knoblauchzehe • Pfeffer • 1 TL helles Mandelmus • frisch geriebene Muskatnuss • 50 g Parmesan

Für 2 Personen • 45 Min. Zubereitung
Pro Portion ca. 575 kcal

1. Den Spinat verlesen und putzen, dabei grobe Stiele entfernen. Spinat waschen, trocken schleudern und grob hacken. Mit 100 ml Wasser in eine Pfanne oder einen weiten Topf geben, erhitzen und zugedeckt in 1–2 Min. zusammenfallen lassen.
2. Den Spinat mitsamt der Flüssigkeit in einen hohen Rührbecher geben und fein pürieren. Mit 300 ml Wasser verrühren.
3. Die Zwiebel schälen und fein würfeln. 1 EL Öl erhitzen und die Zwiebel 2–3 Min. unter Rühren darin anschwitzen. Dann den Reis dazugeben und unter Rühren leicht glasig andünsten. Den Wein angießen, alles aufkochen und bei mittlerer Hitze die Flüssigkeit unter gelegentlichem Rühren fast ganz verkochen lassen. Dann das Spinatpüree dazugießen und salzen.
4. Das Risotto ca. 20 Min. bei kleiner Hitze offen köcheln lassen, dabei immer wieder umrühren.
5. Inzwischen die Pilze mit einem Küchenpapier sauber abreiben, putzen und klein schneiden. Den Knoblauch schälen und fein würfeln. Das restliche Öl in einer beschichteten Pfanne erhitzen. Die Pilze hineingeben und bei starker Hitze unter Rühren ca. 5 Min. anbraten. Nach ca. 3 Min. den Knoblauch hinzufügen und mitbraten. Mit Salz und Pfeffer würzen.
6. Das Mandelmus zum Risotto geben und unterrühren. Das Risotto mit Salz, Pfeffer und Muskat abschmecken. Den Parmesan fein reiben und 1 EL Parmesan unter das Risotto rühren.
7. Das Risotto in tiefen Tellern anrichten, Pilze darauf verteilen und mit dem übrigen Parmesan bestreuen.

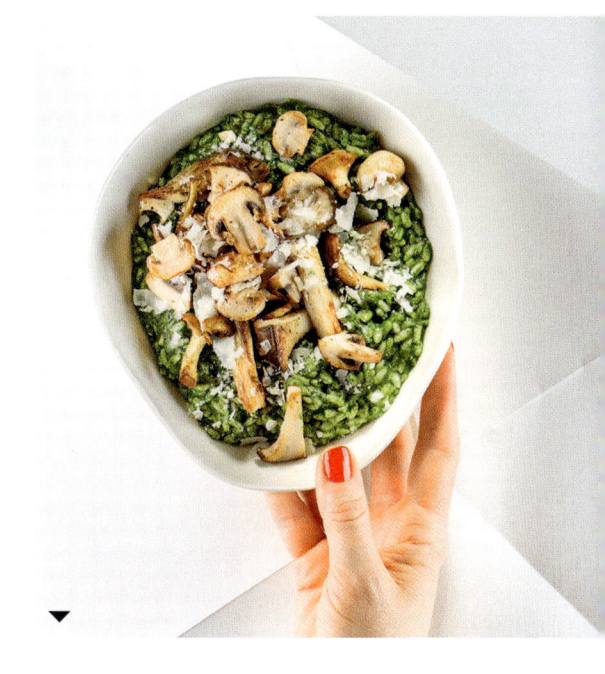

ALGEN-CHILI-PESTO

20 g getrocknete Meeresalgen • 2–3 Zweige Basilikum • 50 g Pinienkerne • 1–2 Knoblauchzehen • 1 kleine rote Chilischote • 100 ml Olivenöl • Salz

Für ca. 250 g • ca. 15 Min. Zubereitung
Pro Portion (30 g) ca. 150 kcal

1. Die getrockneten Algen in kaltes Wasser geben und etwa 10 Min. einweichen.
2. Inzwischen das Basilikum waschen, trocken schütteln und die Blätter abzupfen. Die Pinienkerne in einer Pfanne ohne Fett goldgelb rösten. Den Knoblauch schälen und hacken, die Chilischote halbieren, entkernen und würfeln.
3. Die Algen abschütten, ausdrücken und mit dem Basilikum, dem Olivenöl, dem Knoblauch, den Pinienkernen und der Chili in einen hohen Becher geben. Mit einem Pürierstab fein pürieren.
4. Zum Schluss das Pesto mit etwas Salz abschmecken.

KOMBINATION & AUFBEWAHRUNG

Das Pesto eignet sich für Pastagerichte, es schmeckt aber auch als Brotaufstrich. In einem gut verschließbaren Glas ist es im Kühlschrank mindestens drei Wochen haltbar. Achten Sie darauf, dass die Oberfläche immer von einem dünnen Ölfilm bedeckt ist.

FELDSALAT MIT THUNFISCH

1 Ei • 100 g Feldsalat • 100 g Kirschtomaten • 50 g Salatgurke • 1 Frühlingszwiebel • 50 g schwarze Oliven (entsteint) • 200 g Thunfischfilet in Sonnenblumenöl (Dose) • ½ Bund Schnittlauch • 100 g griechischer Joghurt • Salz • Pfeffer • 4 TL Mayonnaise • 6 EL Kräuteressig

Für 2 Personen • 15 Min. Zubereitung
Pro Portion ca. 450 kcal

1. Das Ei hart kochen.
2. In der Zwischenzeit den Feldsalat gut waschen und abtropfen lassen. Die Tomaten waschen und halbieren. Gurke ebenfalls waschen und in mundgerechte Stücke schneiden. Die Frühlingszwiebel putzen, in feine Ringe schneiden und mit dem Feldsalat, den Tomaten, der Gurke und den Oliven in eine Schüssel geben.
3. Das Ei pellen, in Scheiben schneiden und ebenfalls in die Schüssel geben.
4. Den Thunfisch abtropfen lassen, zum Salat geben und alles gut durchmischen.
5. Den Schnittlauch waschen, trocken schütteln und in Röllchen schneiden.
6. Für das Salatdressing den Joghurt mit Schnittlauch, Salz, Pfeffer und Mayonnaise verrühren. Mit Kräuteressig auf die gewünschte Konsistenz verdünnen.
7. Dressing und Salat erst kurz vor dem Servieren vermischen – so bleibt der Salat schön knackig.

CHILI-HUMMUS MIT PILZEN UND SPROSSEN

*1 Dose Kichererbsen (250 g Abtropfgewicht) •
250 ml Gemüsebrühe • 1 frische grüne Chilischote
(z. B. Jalapeño) • 1 Knoblauchzehe • 1 Bio-Zitrone •
½ Bund glatte Petersilie • 2 TL Sesamsamen •
1 TL gemahlener Koriander • Salz • Pfeffer •
¼ TL Cayennepfeffer • 4 TL Olivenöl • 40–50 g Al-
falfasprossen • 250 g braune Champignons*

*Für 2 Personen • 40 Min. Zubereitung
Pro Portion 550 kcal*

1. Die Kichererbsen durch ein Sieb abgießen, waschen und in der Brühe bei schwacher Hitze köcheln lassen.
2. Inzwischen die Chili waschen, putzen und mit den Kernen fein hacken. Knoblauch schälen und fein hacken. Die Zitrone heiß waschen, die Schale abreiben und 1 EL Saft auspressen. Die Petersilie waschen und trocken schütteln, die Blätter hacken.
3. Die Sesamsamen in einer kleinen Pfanne ohne Fett rösten, bis sie duften. Dann beiseitestellen.
4. Die Kichererbsen abgießen und dabei die Brühe auffangen. Kichererbsen, Knoblauch, Zitronensaft mit 1–2 EL Brühe pürieren. Mit Koriander, Salz, Pfeffer und Cayennepfeffer kräftig würzen. Zitronenschale, Chiliwürfel und die Hälfte der Petersilie untermischen.
5. Hummus in die Mitte einer Platte geben, 2 TL Olivenöl darüberträufeln und mit Sesam bestreuen.
6. Sprossen waschen, abtropfen lassen und um den Hummus verteilen. Die Pilze putzen, feucht abreiben und in Scheiben schneiden. Eine schwere Pfanne stark erhitzen, die Pilze erst ohne Fett braten, bis die Flüssigkeit verdampft ist. Dann das restliche Öl untermischen. Mit Salz und Pfeffer würzen. Die heißen Pilze auf den Hummus geben und alles mit der restlichen Petersilie bestreut servieren.

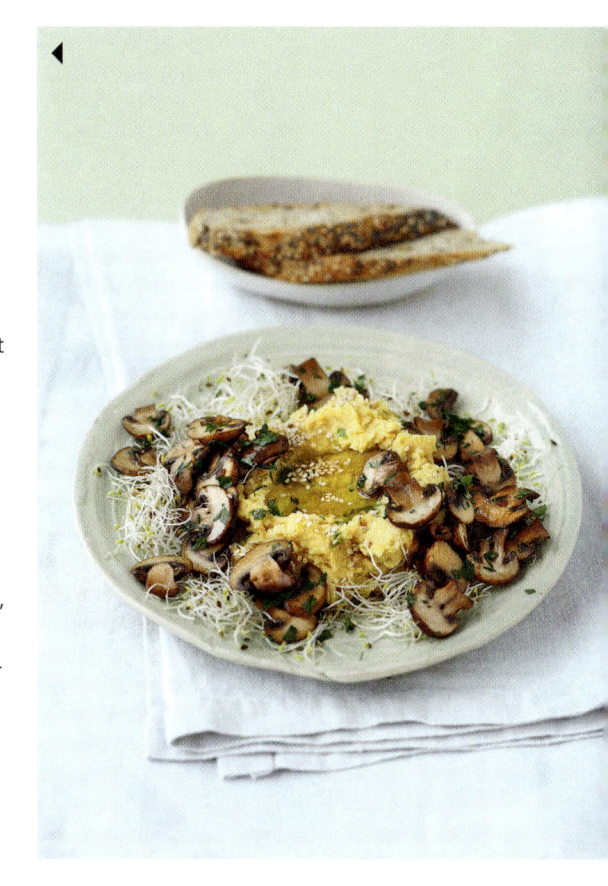

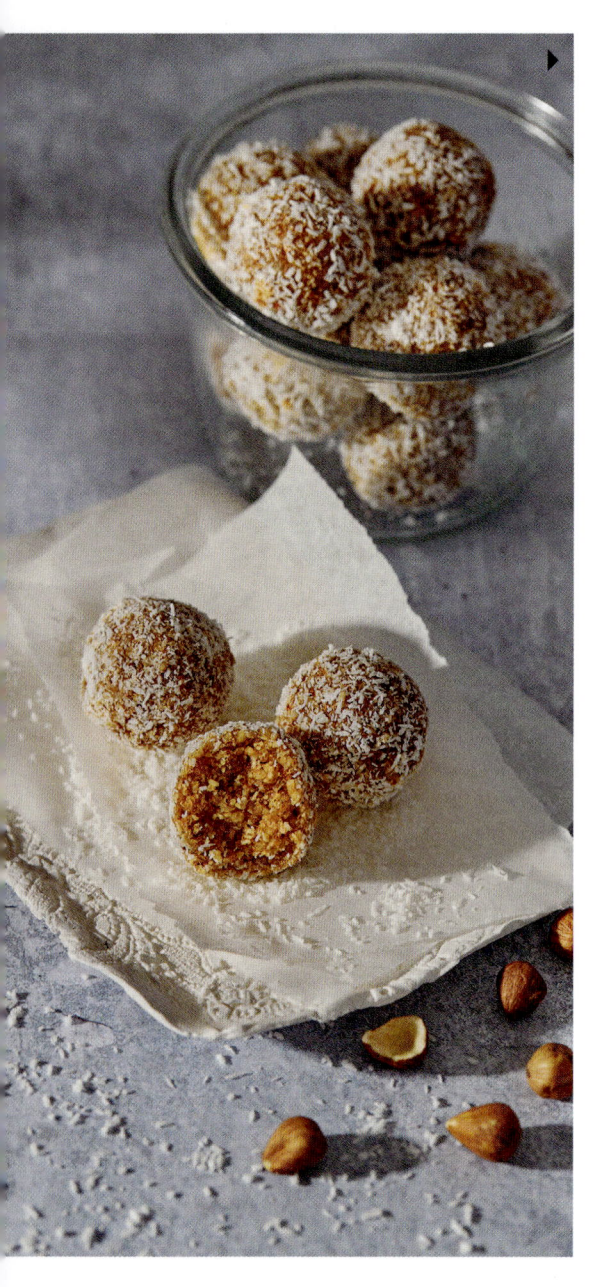

GLÜX-KUGELN

3 EL Kokosöl • 300 g Haselnusskerne • 300 g Kokosraspel • 30 g Kokosblütenzucker • 1 TL Zimtpulver • Salz • 1 Bio-Orange • 50 g Agavendicksaft
Außerdem: 20 g Kokosraspel zum Garnieren

Für 25 Stück • 25 Min. Zubereitung
Pro Stück ca. 185 kcal

1. Das Kokosöl im warmen Wasserbad schmelzen lassen. Die Haselnüsse im Blitzhacker fein mahlen und in eine Schüssel geben.
2. Die Kokosraspeln mit dem Kokosblütenzucker, Zimtpulver und 1 Prise Salz ebenfalls im Blitzhacker fein mahlen. Alles mit den Haselnüssen mischen.
3. Die Orange heiß waschen und abtrocknen, die Schale fein abreiben. Die Orange halbieren und auspressen. Orangensaft, -schale, Agavendicksaft und Kokosöl mit der Haselnuss-Kokos-Mischung verkneten.
4. Die Kokosraspeln in ein Schälchen geben. Aus der Nussmasse mit der Hand Kugeln mit etwa 3 cm Durchmesser formen und in den Kokosraspeln wälzen.

HALTBARKEIT & VARIANTE

In einer verschlossenen Box sind die Glüx-Kugeln im Kühlschrank etwa 10 Tage haltbar. Zur Abwechslung können Sie sie auch in Kakaopulver oder in gemahlenen Haselnüssen anstatt in Kokosraspeln wenden.

GUTE LAUNE

SARDELLEN MIT TOMATEN-BROT-SALAT

Für die Basilikum-Mayonnaise: ½ Bund Basilikum • 2 Eigelb (M) • 40 ml Aceto balsamico bianco • 20 g mittelscharfer Senf • 20 g Zucker • Salz • 100 ml Rapsöl • Pfeffer
Für den Tomaten-Brot-Salat: 400 g Tomaten • 1 Schalotte • ½ Bund Basilikum • 40 ml Aceto balsamico bianco • Salz • Pfeffer • 60 ml Olivenöl • 1 Ciabatta
Für die Sardellen: 8 Sardellen (à 50–60 g, küchenfertig) • 40 g Speisestärke • 200 ml Öl • Salz

Für 4 Personen • 45 Min. Zubereitung
Pro Portion ca. 765 kcal

1. Für die Mayonnaise die Basilikum waschen, trocken schütteln und Blättchen abzupfen. Mit Eigelben, Essig, Senf, Zucker und Salz in einen Mixbecher geben und mit dem Pürierstab glatt mixen. Dann unter weiterem Mixen tropfenweise das Öl dazugeben, bis eine cremige Masse entsteht. Wichtig: Alle Zutaten müssen dabei Zimmertemperatur haben. Die Mayonnaise mit Salz und Pfeffer abschmecken.
2. Für den Salat Tomaten waschen und grobwürfeln, dabei die Stielansätze entfernen. Die Schalotte schälen und fein würfeln. Basilikum waschen, trocken schütteln, die Blättchen abzupfen und grob hacken. Tomaten, Schalotte und Basilikum in einer Schüssel vermischen und mit Essig, Salz, Pfeffer und 30 ml Olivenöl vermengen.
3. Das Ciabatta in grobe Würfel schneiden. Das übrige Olivenöl und in einer großen Pfanne erhitzen. Darin die Brotwürfel goldbraun und knusprig braten.
4. Die Sardellen waschen und gut trocken tupfen. Mit der Speisestärke bestreuen, überschüssige Stärke abschütteln. Öl in einer großen Pfanne erhitzen. Darin die Sardellen bei großer Hitze in ca. 5 Min. goldbraun ausbacken, dabei einmal wenden. Auf Küchenpapier entfetten und salzen.
5. Ciabatta kurz vor dem Servieren unter den Salat mengen. Den Brot-Salat dann auf tiefe Teller verteilen. Daneben die Sardellen und die Basilikum-Mayonnaise anrichten.

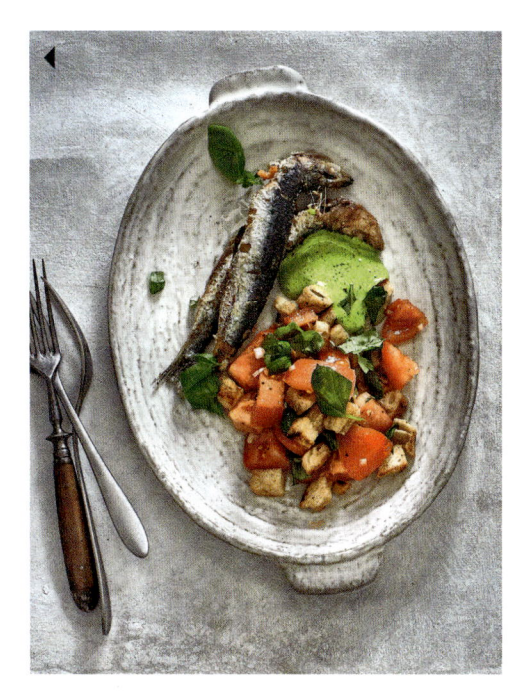

SPARGELSALAT MIT SHIITAKE-PILZEN

*500 g weißer Spargel • 200 g Shiitake-Pilze •
100 g Möhren • 3 EL Rapsöl • Salz • Pfeffer •
50 g Salatblätter • 50 g Sojabohnensprossen •
3 EL Zitronensaft • 3 EL helle Sojasauce •
1 TL Zucker*

*Für 4 Personen • 40 Min. Zubereitung
Pro Portion ca. 250 kcal*

1. Den Spargel waschen, die holzigen Enden abschneiden. Die Stangen schälen und schräg in mundgerechte Stücke schneiden.
2. Die Pilze mit feuchtem Küchenpapier abreiben, die Stiele entfernen, die Hüte halbieren. Möhren schälen und in kurze, feine Streifen schneiden.
3. Das Öl in einer großen Pfanne erhitzen. Den Spargel und die Pilze darin ca. 5 Min. braten. Die Möhren für die letzte Minute dazugeben. Salzen und pfeffern, vom Herd nehmen und abkühlen lassen.
4. Salatblätter und Sprossen waschen und trocken schütteln bzw. tupfen. Den Salat grob zerzupfen und mit den Sprossen unter die Spargel-Pilz-Mischung mengen.
5. Den Zitronensaft mit der Sojasauce und dem Zucker verrühren.
6. Die Marinade über Salat gießen, vorsichtig untermischen und den Salat mit Pfeffer nochmals abschmecken.

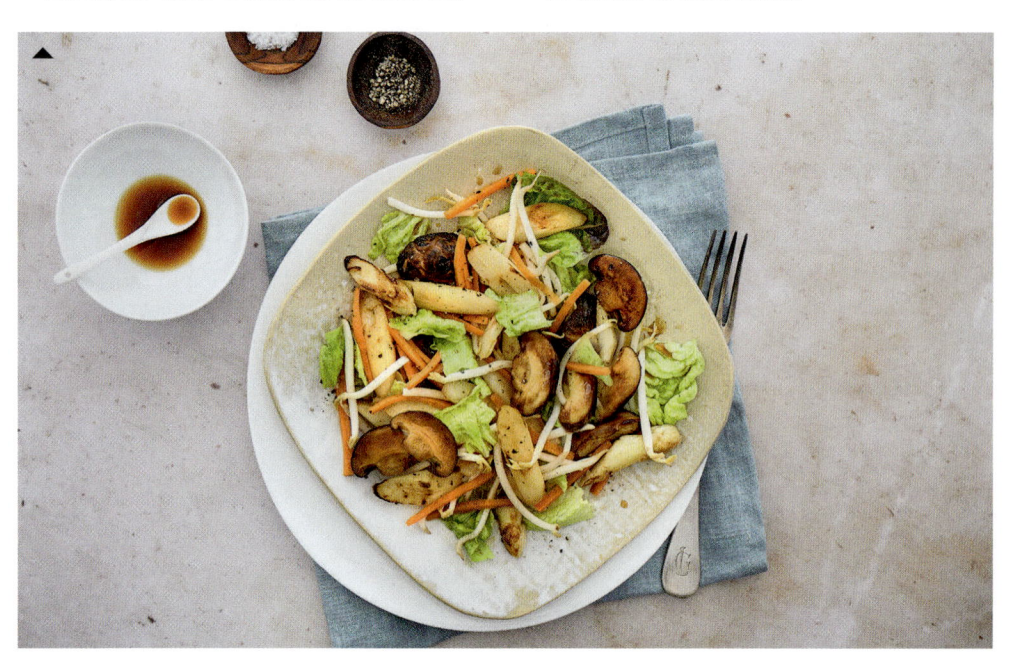

AUBERGINEN-SCHOKO-TARTE MIT ORANGE

2 Auberginen (ca. 400 g) • 3 EL Sonnenblumenöl • 200 g Zartbitter-Schokolade • 100 g Orangeatwürfel • 4 Eier (M) • Salz • 180 g Zucker • 1 Bio-Orange • ½ TL Zimtpulver • ⅓ TL gemahlener Kardamom • 200 g Mandeln • 2 EL Kakaopulver • 2 EL Speisestarke

Außerdem: Orangeatwürfel zum Garnieren (nach Belieben)

Für 12 Stücke (1 Springform, 28 cm Ø •
45 Min. Zubereitung • 45 Min. Backen
Pro Stück ca. 350 kcal

1. Den Backofen auf 200° vorheizen. Die Auberginen waschen, trocken tupfen, putzen, längs halbieren und auf den Schnittflächen mit der Hälfte des Öls bepinseln. Die Auberginen einzeln in Alufolie wickeln und auf dem Backofenrost (Mitte) in 30–40 Min. weich garen. Dann herausnehmen und etwas abkühlen lassen. Aus der Folie wickeln und weiter abkühlen lassen.

2. Inzwischen die Backofentemperatur auf 180° reduzieren und ein Stück Backpapier auf dem Boden einer Springform einspannen. Den Rand der Springform dünn mit Öl bepinseln. Die Schokolade in Stücke brechen und mit dem übrigem Öl über einem Wasserbad schmelzen. Dann leicht abkühlen lassen.

3. Die Orangeatwürfel fein hacken. Die Eier trennen, die Eiweiße mit 1 Prise Salz steif schlagen. Eigelbe in einer Rührschüssel cremig aufschlagen, dabei nach und nach den Zucker einrieseln lassen.

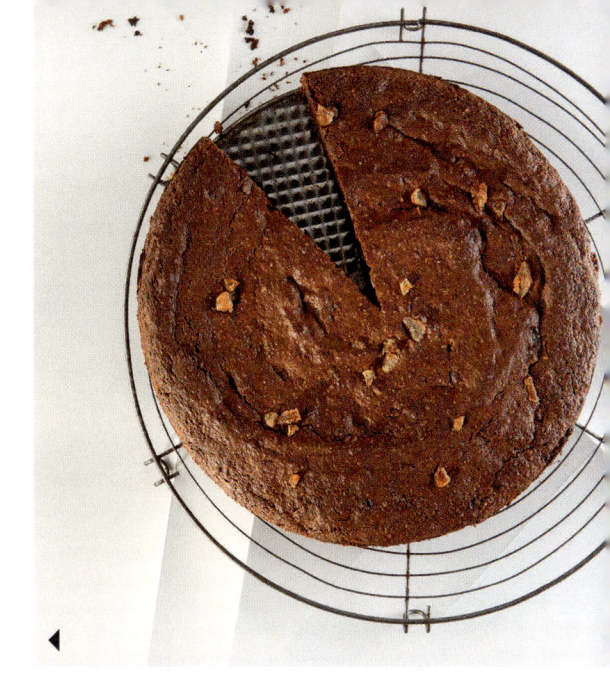

4. Die Orange heiß waschen und trocken tupfen, die Schale fein abreiben. Den Abrieb mit Zimt und Kardamom unter die Eigelb-Zucker-Mischung rühren. Die Mandeln fein mahlen, mit Kakao und Stärke mischen.

5. Die Auberginen fein pürieren. Mit der leicht abgekühlten Schokolade unter den Eigelb-Zucker-Mix rühren. Die Mandel-Kakao-Mischung und das Orangeat untermengen. Eiweiße vorsichtig unterheben.

6. Den Teig in die Springform füllen und glatt streichen. Für die Garnitur Orangeatwürfel klein hacken und die Tarte damit bestreuen. Dann im heißen Ofen (Mitte) 40–45 Min. backen.

BÜCHER, DIE WEITERHELFEN

*Kirschner-Brouns, Suzann;
Esche-Belke, Susanne*
Midlife Care – Wie wir die Lebensmitte meistern und die Kraft unserer Hormone nutzen
Lübbe Life, Köln

*Kirschner-Brouns, Suzann;
Esche-Belke, Susanne*
Re-Power – Gesund, schlank und glücklich mit Hilfe unserer wichtigsten Organe
Lübbe Life, Köln

Aus dem GRÄFE UND UNZER VERLAG

*Andreas, Adriane;
Redies, Alessandra*
Vegetarisch! Das Goldene von GU, Rezepte zum Glänzen und Genießen

*Bodensteiner, Susanne;
Schlimm, Sabine*
Seelenfutter vegetarisch

Bracht, Petra
Abnehmen garantiert

Danek, Gabriele
Simply raw bakery – rohköstlich und vegan backen

Diessner, Meike
Gelenke im Glück – so läuft es wie geschmiert

Dücker, Kathrin
Schmerzfrei bei Arthrose, das 4-Wochen-Ernährungsprogramm

Feld, Michael
Dr. Felds große Schlafschule

Heepen, Günther H.
Chaos im Darm

*Kerner, Maiko;
Vormann, Jürgen*
Low Carb High Fat für Einsteiger

*Lafer, Johann; Bracht, Petra;
Liebscher-Bracht, Roland*
Essen gegen Arthrose

Merz, Lena
Vegan rundum versorgt

Pfannebecker, Inga
Linsen, Kichererbsen & Co

Ritter, Claudia
Natürliche Stresskiller

Ruge, Nina; Duscher Dominik
Altern wird heilbar

Scheuernstuhl, Annelie F.
**Krank ohne Grund?
Hormone aus dem Lot**

*Schocke, Sarah;
Dölle, Alexander*
Expresskochen Low Carb

Smollich, Martin
Das große Praxisbuch Ernährungsmedizin

*Strehle, Sandra;
Schäfer, Christiane*
Rezepte für einen gesunden Darm

Wiedemann, Christina
Eiweiß, nur grün

*Zachenhofer, Iris;
Reddy, Marion*
Essen macht schlank

ADRESSEN, DIE WEITERHELFEN

www.dge.de
Deutsche Gesellschaft für Ernährung e. V. mit Rezepten und Tipps zu gesunder Ernährung sowie zur Auswahl einer passenden Ernährungsberatung.

www.dggg.de
Deutsche Gesellschaft für Gynäkologie und Geburtshilfe e. V. mit wissenschaftlichen Infomationen zu allen Themen der Gynäkologie und Leitlinien für Ärzte unter anderem zur Diagnostik von Peri- und Postmenopause.

www.endokrinologie.net
Deutsche Gesellschaft für Endokrinologie, Hormone und Stoffwechsel mit umfangreichen Erläuterungen zur Wirkweise von Hormonen im Körper.

https://foodpharmacyco.com
Schwedischer Foodblog (auch auf Englisch) zum Thema Essen für die Gesundheit.

www.menopause-gesellschaft.de
Deutsche Menopause Gesellschaft e. V. mit Informationen rund um das Thema Wechseljahre, Links zu Selbsthilfegruppen und Glossar zu allen relevanten Begriffen.

www.osteoporose-deutschland.de
Bundesselbsthilfeverband für Osteoporose e. V. mit Daten und Fakten rund um das Thema Osteoporose, Tipps zur Gründung einer Selbsthilfegruppe und Ratschlägen zur Expertensuche.

meno-pause.ch
Schweizerische Gesellschaft für Gynäkologische Endokrinologie und Menopause.

www.gesundheit.gv.at
Öffentliches Gesundheitsportal Österreichs, unter anderem mit Informationen rund um das Thema Wechseljahre.

www.XbyX.de
Nahrungsergänzung für Frauen ab 40 mit Shop und Rezepttipps.

Apps

Calm
App zum Ausgleich des Stresslevels.

CodeCheck
Produktscanner-App für gesünderes Einkaufen.

Sleepzy
App zur Schlafanalyse und zum Schlaftracking.

Waterlama
App unterstützt ausreichende Flüssigkeitsaufnahme.

Seiten der Autorinnen

www.dr.kirschnerbrouns.de

www.dr.esche-belke.de

www.deine-hormongesundheit.de
Onlinekurse von Dr. Susanne Esche-Belke zur holistischen Hormonbalance.

https://less-doctorsforbalance.de
Seite mit Shop und Blog zum Aktivieren der inneren Ärztin.

SACHREGISTER

A
Adaptogene 62
Adrenalin 61
Alkohol 19, 44, 47, 55, 61, 87, 117
Allergie 43
Alzheimer 10, 37
Antioxidanzien 29, 48, 53, 56, 77
Arteriosklerose 12, 26, 38 f.
Asthma 11, 43

B
Baldrian 30, 87
Ballaststoffe 11, 13 ff., 20 ff., 28, 33, 67, 87, 107, 127
Bauchfett 26, 54
Beta-Carotin 13
Bewegung 17, 21, 54 f., 60
Biotin 51, 77, 107, 117
Bioverfügbarkeit 13
Bitterstoffe 12, 55, 127
Blähungen 20, 22 ff., 42, 60, 71
Blutdruck 29, 47, 61, 86
Blutfette 21, 27, 37
Blutzucker 20, 22 f., 45, 56, 63, 67, 106 f., 117

C
Cellulite 48, 52 f.
Cholesterin 25, 32, 40, 97
Coenzym Q10 51, 77, 107
Cortisol 15, 41, 44, 61 f., 97, 107, 117

D
Darm 13, 15, 18 ff., 28, 30, 32, 37, 52, 56, 60 f., 67, 126
Demenz 37 f.
depressive Stimmung 19, 30 f., 37, 39, 55, 59, 61 ff., 67, 126 ff.
DHEA (Dehydroepiandrosteron) 9, 41, 45, 54, 96
Diabetes 10, 22, 26, 59
DIM (Diindolylmethan) 29, 87
Doppelbelastung 58, 61, 117

E
Eisen 24 f., 49, 52 f., 67, 81, 98
endokrines System 45
Endorphine 57
Entzündungen 15, 26, 56, 67, 86, 116, 126 f.

F
Fast Food 66, 126
fermentierte Lebensmittel 24 f., 29, 127
Fette 11, 15, 23, 25 ff., 63, 67, 77, 97, 107, 117
Fettzellen 17, 27, 55
Flohsamen 21
Folsäure 24, 117, 128
Fruktose 23

G
Gedächtnis 37, 117
Gehirn 17, 19, 29, 37, 40, 47, 55, 62, 116 ff.
Gewürze 14, 47, 56, 61, 81, 87
Ginseng 31, 57, 62
Glucoraphanin 29
grüner Tee 12, 19, 56, 97

H
Haare 30, 36 f., 48 ff., 77
Hashimoto-Thyreoiditis 11, 43, 56
Haut 27, 30, 37, 39, 48 ff., 56, 67, 77, 81

Herz-Kreislauf-System 41, 96, 127
Hopfen 15, 30 f., 87
Hülsenfrüchte 20, 33, 43, 74, 128
Hunger 55, 63, 107
Hyperarousal 59

I/J
Immunsystem 10 f., 15, 18, 28, 31, 37, 40, 50 f., 56 f., 62, 67, 70
Insulin 20, 22, 26 f., 41, 63, 86, 107, 117
Intervallfasten 16, 87, 107
Joghurt 24 f., 30, 50, 97
Johanniskraut 30

K
Kaffee 47, 59, 61, 87
Kalzium 15, 33, 59, 67 f., 70, 98
Keto Diät 15
Kimchi 24 f., 29
Kohl 20, 24, 28 f., 50 f., 55, 59, 87
Kohlenhydrate 15, 17 f., 20 ff., 67, 97, 107, 127
Kombucha 24
Konzentration 12, 31, 40, 59, 62, 107, 116
Kopfschmerzen 42 f., 61
Krebs 10, 13, 16, 18, 20, 29, 32, 37 f.
Kreuzblütler 28 f., 87, 97
Kupfer 49, 53

L
Laktose 23, 25
Leinsamen 20, 30 f., 61, 87, 98, 112
Libido 30 f., 41, 57, 97
Low Carb 14 ff., 23, 97, 115
Lycopin 49, 77

M/N

Maca 30 f., 57
Magnesium 16, 25, 43, 57, 59, 61, 98, 107
Mangan 49, 52
Matrix 12 f., 24, 67, 77, 98, 127
Melatonin 62 f., 87
Menstruation 44 f.
Migräne 42 f., 61
Mikrobiom 13, 18, 28, 67, 97, 117, 127
Milchersatz 32 f.
Milchprodukte 11, 17, 23, 32 f., 50 f., 67, 77
Mineralstoffe 24 f., 28, 32, 77
Mönchspfeffer 31
Muskulatur 17, 19, 41 f., 44, 52, 54, 61, 68, 128
Nüsse 20, 26, 33, 43, 50 ff., 59, 77, 97, 107, 128
Nutrigenomik 12 f.

O/P

Obesogene 11, 13, 127
Obstipation 16, 21, 25, 31, 60 f.
Omega 3 26 f., 33, 49, 53, 70, 77, 117, 127 f.
Osteoporose 15, 33, 38 f., 59, 128
Östrogen 37 ff., 56 ff., 87
Östrogendominanz 15, 19, 21, 29, 41 ff., 54, 57, 87, 97
Östrogenmangel 16, 21, 39, 42, 48, 59 63
Oxytocin 41, 45
Proteine 15, 17 f., 23, 32 f., 67, 74, 77, 127

R

Radikale 51, 56
Reflux 61
Reizbarkeit 59, 126
resistente Stärke 21
roter Ginseng 31

S

Salbei 47 f.
Sättigungshormone 18, 55, 63
Schilddrüse 9, 11, 18, 41, 45, 54, 67, 97
Schlaf 16, 19, 29, 30 f., 39, 41 f., 55, 59, 62 f, 86 f., 117
Schleimhäute 30, 39, 48
sekundäre Pflanzenstoffe 12 f., 15, 28 f., 51, 77
Serotonin 58, 62, 87
Sexualität 41, 44, 57, 97
Silizium 49, 52
Smoothies 23 f., 30
Sodbrennen 61
Soja 11, 15, 20, 24 ff., 29, 33, 51, 59, 87, 117
Sorbitol 23
Stimmungsschwankungen 9, 12 ff., 19, 30 f., 37, 39, 41 f., 58 f.
Stoffwechsel 17 f., 21, 25, 48, 50 ff., 54 f., 62, 66 f., 128
Stress 15, 19, 31, 39, 41, 43 f., 50 f., 56, 61 ff., 97, 117, 128

T

Tempeh 24 f., 29
Testosteron 30, 41, 45, 57, 96 f.
Thrombose 37
Transfette 27
Traubensilberkerze 31
Trinkmenge 21, 61
Tryptophan 15, 19, 60 f., 87, 127

U/V/W/Z

Übergewicht 11, 13, 19, 37 f., 47 f., 54 f., 106 f.
Vagina 31, 37, 39
Verdauung 13, 19, 21, 30, 42 f.
Verstopfung 16, 21, 25, 31, 60 f.
Vitamine 12 f., 15, 24 f., 28, 33, 48 ff., 56, 59, 67, 70, 77, 81, 117, 128
Vollkorn 19 ff., 33, 50 ff., 128
Wassereinlagerungen 54
Zink 49, 53, 56, 59, 77, 97, 107

REZEPTREGISTER

A

Algen-Chili-Pesto 132
Apfelbrot mit Sanddorn-Quark-Dip 88
Apfel-Sauerkraut-Salat mit Cranberrys 112
Auberginen-Schoko-Tarte mit Orange 137

B

Blumenkohl-Avocado-Salat 112
Blumenkohl-Milchreis mit Apfel 115
Blumenkohlreis mit Hähnchen 123
Blumenkohlsuppe mit Salbei 91
Bohnensalat mit Garnelen 80
Bone Broth – Brühe für den Vorrat 69
Brokkoli-Curry-Omelette 79
Bunte Smoothie-Bowl mit Matcha 99
Bunter Blattsalat mit Mandelsauce 114
Bunter Reisnudelsalat mit Algen 70

C/D
Chili-Hummus mit Pilzen und Sprossen 133
Crème Brûlée mit Kürbis 125
Dinkel-Lunchsalat 81

F
Feldsalat mit Thunfisch 132
Frischkornmüsli 118
Fruchtige Walnuss-Energyballs 75

G
Gebratener Chinakohl mit Pute 101
Gefüllte Aubergine 73
Glüx-Kugeln 134
Grüner Couscous mit Sardinen 91
Grünes Risotto mit Pilzen 131

H/I
Hähnchen mit Frischkäsesauce 100
Herzhaftes Granola 98
Himbeer-Lavendel-Fruchtaufstrich 88
Italienisches Ofengemüse 69

K/L
Kabeljaufilet auf Sauerkraut 71
Knusper-Lachs mit Edamame-Salat 122
Kokosfisch mit Basilikum 104
Kürbisgnocchi mit Steinpilzen 82
Kurkuma-Kokos-Bowl 130
Kurkuma-Milchreis 78
Linsensalat mit Radieschen 92

M/N
Mungbohnen-Pfannkuchen mit Ingwerdip 68
Nuss-Muffins mit Steinpilzen 94

O
Ofen-Süßkartoffeln mit Brokkolisalat 123
Ofenlachs mit Kürbis 89
Orangen-Reis-Auflauf 85
Orient-Bowl mit Sesam-Hähnchen 83

P/Q
Pasta mit Kürbis und Salbei 90
Pekannusseis 95
Pilzminestrone mit Linsen und Pistou 113
Quinoa-Pancakes mit Kompott 108

R
Rinderfilet mit Senf, Fenchel und Apfel 119
Rinderfilet mit Prinzessböhnchen 109
Rote-Beete-Cheesecake mit Himbeeren 105

S/T
Salat mit Avocado und Kokosnuss-Bacon 102
Sardellen mit Tomaten-Brot-Salat 135
Schichtdessert griechischer Art 84
Sesam-Apfel-Kokos-Muffins 75
Skyr-Smoothie mit Birne 78
Sommersalat mit Cashew-Dressing 84
Soul-Bowl-Porridge 129
Spargel-Linsen-Salat mit Erdbeeren 74
Spargelsalat mit Shiitake-Pilzen 136
Spinatlinsen mit Limetten-Auberginen 121
Spitzkohl-Möhren-Salat 92
Süßes Schoko-Hummus 124
Süßkartoffel-Kumpir mit Spargel 110
Tofu mit Erdnuss-Kokos-Dip 118
Tofu-Jalfrezi 72

V/W
Vanille-Chia-Smoothie 98
Warmer Kürbissalat mit Kichererbsen 120

Z
Zoodles mit Garnelen 111
Zucchininudeln alla Carbonara 100
Zucchini-Schoko-Kuchen 114
Zweierlei Kürbis mit Pilzen und Feta 103

Wichtiger Hinweis
Die Gedanken, Methoden und Anregungen in diesem Buch stellen die Meinung bzw. Erfahrung der Verfasserinnen dar. Sie wurden von den Autorinnen nach bestem Wissen erstellt und mit größtmöglicher Sorgfalt geprüft. Sie bieten jedoch keinen Ersatz für persönlichen kompetenten medizinischen Rat.
Jede Leserin, jeder Leser ist für das eigene Tun und Lassen auch weiterhin selbst verantwortlich. Weder Autorinnen noch Verlag können für eventuelle Nachteile oder Schäden, die aus den im Buch gegebenen praktischen Hinweisen resultieren, eine Haftung übernehmen.

SERVICE

IMPRESSUM

© 2022 GRÄFE UND UNZER VERLAG GmbH, Postfach 860366, 81630 München

GU

GU ist eine eingetragene Marke der GRÄFE UND UNZER VERLAG GmbH, www.gu.de

ISBN 978-3-8338-8547-1
1. Auflage 2022

Alle Rechte vorbehalten. Nachdruck, auch auszugsweise, sowie Verbreitung durch Bild, Funk, Fernsehen und Internet, durch fotomechanische Wiedergabe, Tonträger und Datenverarbeitungssysteme jeder Art nur mit schriftlicher Genehmigung des Verlages.

Projektleitung:
Barbara Fellenberg
Lektorat: Ulrike Geist
Bildredaktion: Nele Schneidewind
Umschlaggestaltung: ki36 Editorial Design, München, Petra Schmidt
Layout: independent Mediendesign, Horst Moser, München
Herstellung: Petra Roth
Satz: griesbeckdesign, Dorothee Griesbeck
Reproduktion: Medienprinzen GmbH
Druck und Bindung: Firmengruppe APPL, aprinta druck, Wemding

GRÄFE UND UNZER
Ein Unternehmen der
GANSKE VERLAGSGRUPPE

Umwelthinweis

Nachhaltigkeit ist uns sehr wichtig. Der Rohstoff Papier ist in der Buchproduktion hierfür von entscheidender Bedeutung. Daher ist dieses Buch auf PEFC-zertifiziertem Papier gedruckt. PEFC garantiert, dass ökologische, soziale und ökonomische Aspekte in der Verarbeitungskette unabhängig überwacht werden und lückenlos nachvollziehbar sind.

Die GU-Homepage finden Sie unter www.gu.de

Bildnachweis

Cover: Getty Images
GU/Pia Bublies: Illustration S. 45
Adobe Stock: S. 24; Istock: S. 16, 20, 28, 34, 36, 38, 39, 40, 43, 46, 48, 49, 53, 57, 58, 60, 64, 76, 86, 96, 106, 116, 126, U4 rechts, Umschlag; Shutterstock: S. 8, 31, Umschlag; Stocksy: S. 6, 63, 66; Xandra Herdieckerhoff: S. 4 links, Stefanie Luberichs: S. 4 rechts; GU/Jan C. Brettschneider: S. 70, 75, 108, 113; GU/Julia Hoersch: S. 119, 130, 135; GU/Juni, Berlin: S. 63, 115, 121, 123, 125, 131, 137; GU/Katrin Winner: S. 19, 68, 74, 110; GU/Klaus Arras: S. 101, 111, U4 links; GU/Kramp + Gölling: S. 14, 33; GU/Mona Binner: S. 89, 90; GU/Nicky Walsh: S. 81, 99, 114; GU/Tina Engel: S. 71, 72, 79, 80, 82, 83, 85, 93, 94, 103, 104, 109, 120, 122, 134, 136; GU/Wolfgang Schardt: S. 95, 124, 129, 133

Syndication:
www.seasons.agency

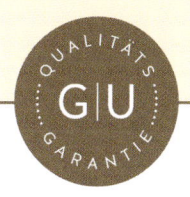

QUALITÄTS GU GARANTIE

LIEBE LESERINNEN UND LESER,

wir wollen Ihnen mit diesem Buch Informationen und Anregungen geben, um Ihnen das Leben zu erleichtern oder Sie zu inspirieren, Neues auszuprobieren. Wir achten bei der Erstellung unserer Bücher auf Aktualität und stellen höchste Ansprüche an Inhalt und Gestaltung. Alle Anleitungen und Rezepte werden von unseren Autoren, jeweils Experten auf ihren Gebieten, gewissenhaft erstellt und von unseren Redakteur*innen mit größter Sorgfalt ausgewählt und geprüft.

Haben wir Ihre Erwartungen erfüllt? Sind Sie mit diesem Buch und seinen Inhalten zufrieden? Wir freuen uns auf Ihre Rückmeldung. Und wir freuen uns, wenn Sie diesen Titel weiterempfehlen, in Ihrem Freundeskreis oder bei Ihrem Online-Kauf.

Sollten wir Ihre Erwartungen so gar nicht erfüllt haben, tauschen wir Ihnen Ihr Buch jederzeit gegen ein gleichwertiges zum gleichen oder ähnlichen Thema um.

KONTAKT ZUM LESERSERVICE

GRÄFE UND UNZER VERLAG
Grillparzerstraße 12
81675 München
www.gu.de

MEHR ENERGIE, MEHR WOHLBEFINDEN!

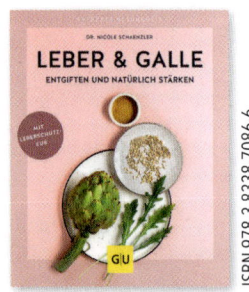

- **Leber & Galle** — Entgiften und natürlich stärken — ISBN 978-3-8338-7086-6
- **Abnehmen am Bauch** — Wie die Leber zu einer schlanken Körpermitte verhilft — ISBN 978-3-8338-7622-6
- **Cupping** — Die neue Methode zum Lösen der Faszien — ISBN 978-3-8338-6611-1
- **Autoimmunerkrankungen** — In den Griff bekommen — ISBN 978-3-8338-6681-4
- **Cholesterin senken** — mit Wirkstoffen aus der Natur — ISBN 978-3-8338-7120-7
- **Bluthochdruck senken** — Das 3-Typen-Konzept — ISBN 978-3-8338-6656-2
- **Hormone natürlich regulieren** — ISBN 978-3-8338-6914-3
- **Faszientraining** — Mehr Beweglichkeit, Gesundheit und Dynamik — ISBN 978-3-8338-6651-7
- **Intervallfasten** — Für ein langes Leben – vegan, schlank und gesund — ISBN 978-3-8338-7417-8

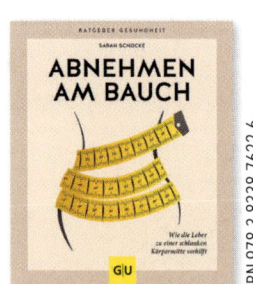

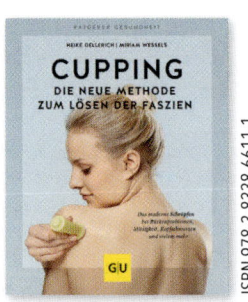

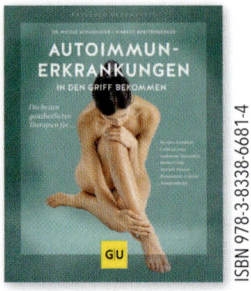

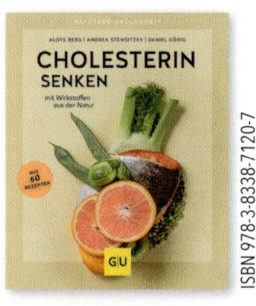

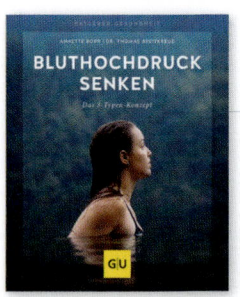

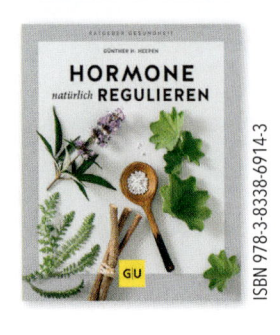

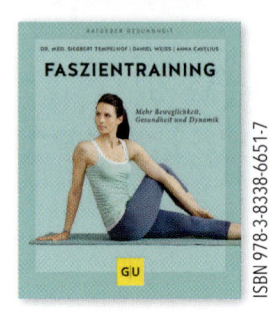

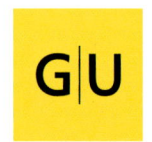

Alle hier vorgestellten Bücher sind auch als eBook erhältlich.

Mehr von GU auf **www.gu.de** und **facebook.com/gu.verlag**